骨も筋肉も衰えない 40歳からのやせるレシピ

森 拓郎 著　上島亜紀 料理

日本文芸社

プロローグ

40歳から健康美とやせ体質を手に入れる！

年齢を重ねるごとに体型の変化が気になりだし、昔のように食事の制限をしてもなかなか思うようにやせられない…
そう感じている方はとても多いと思います。

年をとると代謝が下がるというのは、誰もが恐れるキーワードですが、この代謝の低下は一体何で起こるのでしょうか？

「基礎代謝」といういわゆるエネルギー代謝のベースとなる部分は、筋肉が18％を占めています。そのため、その筋肉の量によって、基礎代謝の多さや、それだけでなく、普段の活動代謝の量も変化してきます。

ではほかの82％は何かというと、内臓です。肝臓や脳、心臓や腎臓なども常に活動しているのですが、残念ながらこれらも年齢と共に活動量が落ちてきてしまうのです。

にもかかわらず、ただ食べるものを抑えてカロリー制限だけを考えてしまったらどうでしょうか？　それらが働くための栄養素もカットしてしまえば、当然代謝を下げてしまうことにつながるのです。

よく「バランスのよい食事」という言葉がありますが、ただ野菜を彩りよくとったらバランスがとれていると思ってはいませんか？
しかし、実際のバランスには、どれだけタンパク質をしっかり摂取しているかが最も重要なのです。

代謝を引き上げる、本当のバランスアップ食を食べて、理想の身体を目指しましょう！

森 拓郎

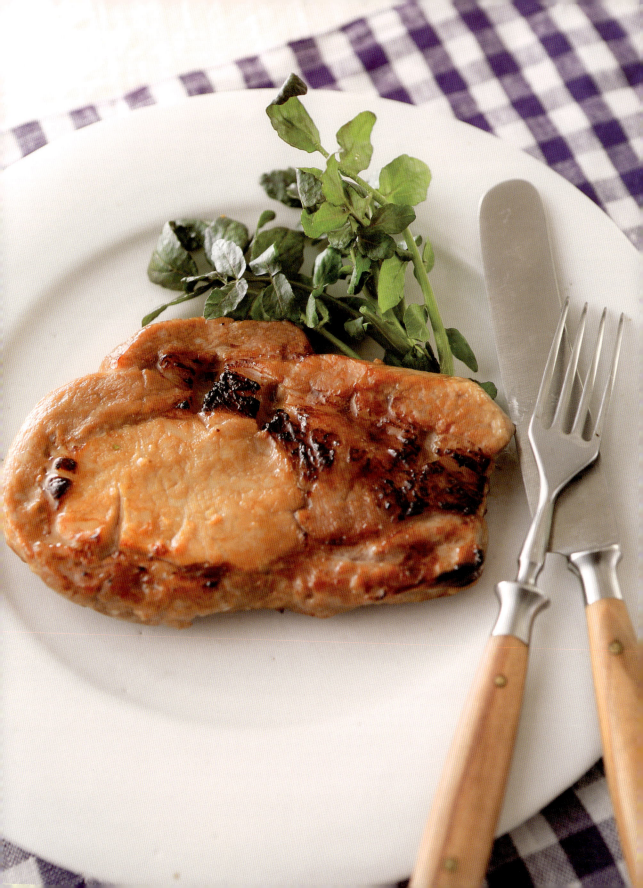

筋肉キープで
やせたいなら
運動は必要なし！

40歳からの無理なダイエットは、骨や筋肉を衰えさせ、老化を早めてしまうことにつながる危険性があります。とくに食事を極端に制限しながら、過酷な運動をするダイエットは最もNG！　フィットネスクラブに通ったり、ジョギングでダイエットしようと思っている人は、すぐに食事制限をやめてください。それよりも「食」に対する意識を改めることが先決です。本書では、骨を丈夫に保ち、筋肉をキープしながら健康的にやせる秘訣をわかりやすく解説します。今すぐ毎日の食生活を改め、正しい食習慣を身につけてください。

40歳になってから、明らかに太りやすく、やせにくくなった…と感じている人も多いはず。その原因に、加齢とともに下がる基礎代謝の影響が考えられます。若い頃と同じ食事をすると太りやすく、なかなかやせないのはこのためです。効率よくやせたいなら、代謝を上げることが最も大切なポイント。まずは食事内容を見直すところから始めましょう。低カロリーの食事よりも、タンパク質を多く含む肉、魚、卵などの食品をしっかりとり入れることこそが、代謝を上げ、やせ体質を手に入れる近道なのです。

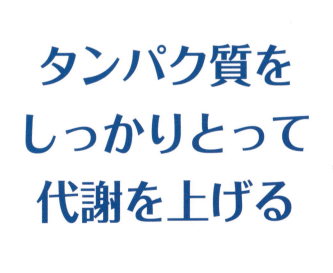

タンパク質をしっかりとって代謝を上げる

CONTENTS

40歳から健康美と
やせ体質を手に入れる！ …………… 2
筋肉キープでやせたいなら
運動は必要なし！ ………………………… 4
タンパク質を
しっかりとって代謝を上げる ………… 5
この本の使い方 ………………………………… 8

Part1
太るしくみ＆やせるしくみ

40歳以上になると老ける＆太るしくみ …… 10
今すぐチェック！　あなたのダイエット、
　　　　　　　　　間違ってない？ ………… 12
これで完ペキ！　代謝アップ＆
　　　骨と筋肉が衰えないコツ ……………… 16
理想的なダイエットは骨も筋肉も衰えない
　　　代謝を上げる食事法 …………………… 18
骨と筋肉が衰えないダイエットＱ＆Ａ① …… 20

Part2
骨と筋肉が衰えない
やせる食生活の基本

まずは食生活をチェックしよう！ …………… 22
これでやせる！　食材の選び方 ……………… 24
40歳からのやせグセ習慣10 …………………… 26
やせる栄養素 …………………………………… 28
マゴニワヤサシイが基本！ …………………… 32
これでOK！ タイプ別やせる献立 …………… 34
骨と筋肉が衰えないダイエットＱ＆Ａ② …… 38

Part3
やせるワンプレートレシピ

ワンプレートで必ずやせる法則 ……………… 40
やせるワンプレートRecipe
鶏むね肉のカチャトーラプレート …………… 42
ほうれん草ときのこの
　　スペインオムレツプレート ……………… 44
チャプチェプレート …………………………… 46
ちゃんちゃん焼きプレート …………………… 48
ゴーヤチャンプループレート ………………… 49
骨と筋肉が衰えないダイエットＱ＆Ａ③ …… 50

Part4
やせる！主菜＆副菜おかず

肉を制して、代謝を上げる！ ………………… 52
主菜：鶏肉Recipe
鶏むね肉のタンドリーチキン ………………… 54
スチームロールチキン ………………………… 56
さっぱり棒棒鶏 ………………………………… 57
ささみの柚子こしょう焼き …………………… 58
ささみとかぶのマスタードサラダ …………… 59
主菜：豚肉Recipe
豚のみそ漬け …………………………………… 60
黒酢の酢豚 ……………………………………… 62
赤身豚ひき肉の和風ハンバーグ ……………… 63
豚テキ …………………………………………… 64
豚しゃぶサラダ ………………………………… 65
主菜：牛肉Recipe
ランプステーキ ………………………………… 66
牛しゃぶと蒸しなすのサラダ ………………… 68
牛ヒレ肉とほうれん草の辛子あえ …………… 69

主菜：レバーRecipe
レバーといんげんのガーリック炒め …… 70
レバーペースト …… 72
レバーのバルサミコ煮 …… 73

オメガ3系脂肪酸の多い
　魚介類を意識する …… 74

主菜：青魚Recipe
さばのホイル焼き …… 76
つみれ汁 …… 78
なめろう …… 79

主菜：切り身魚Recipe
アクアパッツア …… 80
鮭の南蛮漬け …… 82
ぶりのバルサミコステーキ …… 83

主菜：その他魚介類Recipe
かきとじゃがいものグラタン …… 84
たこのトマト煮 …… 86
いかとカリフラワーのサラダ
　／ほたての中華蒸し …… 87

高タンパク食材と組み合わせるのがコツ …… 88

主菜：卵Recipe
ふわっふわのしらすだし巻き卵 …… 90
きのこのあんかけ豆乳茶碗蒸し …… 92
トマトと卵の中華炒め …… 93
玉ねぎとセロリときのこ
　たっぷりのオムレツ …… 94
煮卵と野菜の揚げ浸し …… 95
ゆで卵とアボカドのサラダ …… 96
うずらとにんにくの味玉
　／油揚げと卵の煮もの …… 97

主菜：豆・大豆製品Recipe
納豆チゲ …… 98
豆腐のステーキ 野菜のあんかけ …… 100
油揚げの納豆ピザ …… 101
肉豆腐 …… 102
豆腐のじゃこサラダ …… 103
ばくだん …… 104
山いも納豆 …… 105

栄養価の高い緑黄色野菜・
　きのこ類・海藻類をとる …… 106

副菜：野菜Recipe
アスパラのオーブン焼き …… 108
いんげんとえびのガーリック炒め …… 109
春菊とくるみのサラダ …… 110
にんじんとグレープフルーツのラペ …… 111
ほうれん草の巣ごもり …… 112
かぼちゃのひき肉あんかけ …… 113
小松菜とじゃこのナムル …… 114
ブロッコリーのねぎソース
　／春菊のとろとろスープ …… 115

副菜：きのこ・海藻類Recipe
海藻とツナのサラダ …… 116
きのこのバルサミコマリネ …… 117
たけのこの若竹煮 …… 118
たっぷりきのこの豚肉巻き …… 119
きのこと牛肉のしぐれ煮 …… 120
もみのりととろろのお吸い物
　／きのことかぶのとろとろ煮 …… 121

**column　おやつはガマンしすぎず、
　　　　　かしこくつき合う！** …… 122
ナッツのはちみつ漬け
　／ギリシャヨーグルトと
　グレープフルーツのスムージー …… 123

column　コンビニの誘惑に負けないコツ …… 124

索引 …… 126

この本の使い方

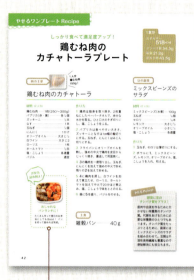

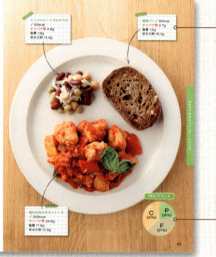

カロリーと三大栄養素
全レシピに1人分のカロリー、タンパク質、脂質、炭水化物量を掲載。

ワンプレートのレシピにはPFCバランス
円グラフで、タンパク質、脂質、炭水化物量のバランスがひと目で分かる。

お弁当の詰め替え例
ワンプレートのレシピには、お弁当に詰め替えるときのコツを紹介。

調理Point
おいしく作るための簡単な調理のコツを写真とともに紹介。

1人分の食材の量
各レシピで使う、メイン食材の1人分の量がひと目でわかる。

食材栄養memo
タンパク質を多く含む食材の栄養の解説や、含まれる栄養素のアイコンつき。

やせるPoint
やせる調理のコツや、組み合わせている食材などのポイントも説明。

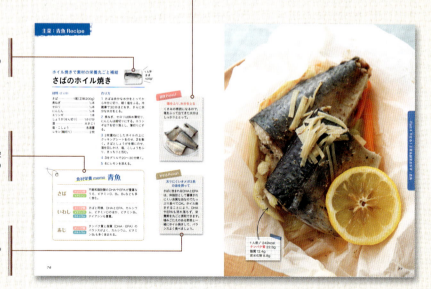

＊計量単位は1カップ＝200ml、大さじ1＝15ml、小さじ1＝5mlとしています。
＊電子レンジは600Wを基本としています。500Wの場合は加熱時間を1.2倍、700Wの場合は0.8倍にしてください。
＊「少々」は小さじ1/6未満を、「適量」はちょうどよい量を入れること、「適宜」は好みで必要があれば入れることを示します。

Part 1

40歳以上の 太るしくみ＆やせるしくみ

運動やダイエットなど、がんばってもなかなかやせない40歳以上の人のために、ダイエット方法の見直しから、太りやすいからだのしくみ、加齢による老化の原因を解説します。

40歳以上になると老ける＆太るしくみ

40代にさしかかると、見た目に関する悩みも増えてきます。
若い頃は、何もせずにキレイでいられたのに……。
人は、なぜ年齢を重ねると「老化」してしまうのでしょうか？

どうして老ける？ 加齢による新陳代謝の衰えが老化を招く！

　シミやたるみ、白髪、ぽっこりおなか……40歳を超えれば、こうした見た目の老化が気になってきます。大きな原因は「新陳代謝の衰え」。体内には約37兆個もの細胞が存在し、皮膚や髪、内臓などを構成しています。本来、細胞は新陳代謝を繰り返し、若さや健やかさを保っています。
　例えば肌は28日周期で新陳代謝を行っているので、ツヤツヤ、ピチピチでいられます。ところが年を重ねるごとに、この新陳代謝の能力も衰えてきます。肌がカサカサしたり、シワ、シミが現れるのはこのため。また、白髪や抜け毛なども頭皮の新陳代謝の衰えが原因のひとつになります。こうした現象が皮膚、髪、筋肉、内臓など、全身の至るところで起こるために、人は老化してしまうのです。

【40代以上】加齢 ▶ 新陳代謝が衰える ▶ シミ・くすみ／白髪・抜け毛／まつ毛減少／おなかのたるみ／便秘 ▶ 老化が進む！

どうして太る？
基礎代謝が下がる＆女性ホルモンの分泌量が減る！

「同じ食生活なのに太った」「ダイエットの効果がでなくなった」……年齢による悩みのなかでも、とくに多いのが肥満。

ひとつには「基礎代謝の低下」が原因です。基礎代謝の低下は、30歳を超えたぐらいから、筋肉量が減少することで起こります。

基礎代謝とは生命維持に使われるエネルギー量。基礎代謝が低下したにもかかわらず、同じだけ食べていれば、当然エネルギーが余ります。その余剰分が脂肪となって蓄えられていくわけです。

女性ホルモンも深く関係しています。40代以降、分泌が徐々に低下し、男性ホルモンの割合が増えると、いわゆる「メタボ体型」、つまり内臓脂肪型の肥満になりやすくなるといわれます。

年齢と基礎代謝基準値の変化
（kcal／kg体重／日）

	男性	女性
18〜29歳	24.0	22.1
30〜49歳	22.3	21.7
50〜69歳	21.5	20.7
70歳以上	21.5	20.7

参考文献：日本人の食事摂取基準（2015年版）

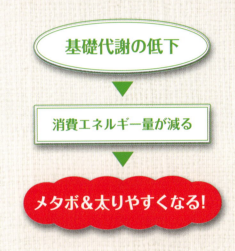

基礎代謝の低下
↓
消費エネルギー量が減る
↓
メタボ＆太りやすくなる！

代謝ってそもそも何？

代謝とは、食べたものの栄養素を、生きていくために利用する、「体をつくるための代謝」「活動のための代謝」の2種類があります。例えば、肉から得たタンパク質は、骨や筋肉、血液などに作りかえられます。米の糖質はブドウ糖に変換され、生命維持やふだんの生活、運動などのためのエネルギーとして使われます。ダイエットでとくに注目されるのが後者の「活動のための代謝」。その大部分を占めるのが基礎代謝です。呼吸や鼓動をはじめとする生命活動の維持だけで、全体の6〜7割のエネルギーが使われます。基礎代謝が落ちるということは、エネルギーが上手く使われなくなるということです。

今すぐチェック！
あなたのダイエット、間違ってない？

間違ったダイエットを続けると、
かえって太りやすい体になったり、病気を招いたりしてしまうことも。
あなたのダイエットをチェックしてみましょう。

Case 1
食事制限をし、毎日ジムとランニングを続けているのですが、やせません……。

｛ 最悪なダイエット法です。今すぐやめてください。体こわしますよ！ ｝

食事制限と運動は、最もやってはいけない最悪の組み合わせです。そもそも運動とは、エネルギーを消費しつつ筋肉を損傷する行為。そのダメージを修復するためには多くの栄養素が必要です。例えば、傷ついた筋肉を再構成するのに、タンパク質をはじめ、脂質、ミネラル、ビタミンなどのさまざまな栄養素を消費します。運動をするなら、ふだん以上にそれらの栄養素をとるのがマストです。

ところが食事制限をしていると、体内は慢性的に栄養不足の状態。筋肉を修復する材料が得られないから、体はもともとあった筋肉を分解して補おうとします。つまり、運動をすればするほど、筋肉が落ちて太りやすい体になっていきます。

また、タンパク質が常に不足している状態だと、肌や髪もカサカサになり、免疫力が落ちるなど、至るところに悪影響が現れてきます。今のまま無理なダイエットを続けていても、キレイも健康も遠ざかっていく一方です。今すぐやめるべきです！

Case 2
野菜中心、肉・魚・卵少量で カロリー制限していますがやせません……。

▼

｛ 玄米を食べすぎてはいませんか？ サラダが揚げものになっていませんか？ ｝

　玄米は食物繊維が豊富でダイエットにもよいのですが、腸内で水分を吸って膨らむ不溶性食物繊維のため、人によっては、おなかの張りや便秘の原因になることがあります。海藻類やごぼう、山いも、大麦類などの水溶性食物繊維も、あわせてとりましょう。また、玄米だからと安心して大量に食べると、糖質過多になってしまうので注意してください。

　野菜中心とのことですが、サラダを食べる場合はドレッシングやトッピングのカロリーにも気をつけましょう。パンや揚げた玉ねぎなど、よくありますね。いずれにせよ、主菜の肉・魚・卵などのタンパク質は、代謝を上げてやせやすい体質をつくるために欠かせない栄養成分です。減らさず、しっかりとったほうがよいでしょう。

Case 3
しらたきダイエットを始めましたが おなかがすいて続きません……。

▼

｛ 栄養価の低いもので満たそうとしてはダメ。 タンパク質をたくさん食べてください。 ｝

　カロリーが低く、食物繊維が豊富なしらたきは、健康食として注目されています。かさがあるので、食べたときの満足感は高いのですが、大部分が水分のため、あっという間に胃を通過します。また、食物繊維と水分以外の栄養価が低いため、このような食事ばかりを続けていると、骨や筋肉は衰える一方です。しらたきダイエットをするなら腹持ちのよい、タンパク質と組み合わせるとよいでしょう。

　タンパク質の腹持ちがよいわけは、体内での消化・分解・吸収に時間がかかるためです。消化に要するエネルギーも、糖質や脂質のなかで最高。つまり、食べるだけでカロリーを消費してくれます。肉、魚、卵、大豆製品などを上手にとって、ダイエットを成功させましょう。

Case 4
野菜から食べる順番ダイエットをしていますが、効果が出ません……。

⬇

野菜の食べすぎでタンパク質量が減るのでは意味がありません。

　食物繊維が豊富な野菜を先に食べると、腸の中で糖質の吸収が抑えられ、血糖値が上がりにくくなるため太りにくくなる。これが食べる順番ダイエットの理屈です。ただし、代謝アップに必要なミネラルや脂質の吸収も抑えられてしまうため、注意が必要です。
　一番の問題は、野菜でおなかがいっぱいになって、最も大切なタンパク質を十分に食べられなくなってしまうことです。代謝を上げてやせるためには、一食あたり20g程度のタンパク質が必須。食品として考えるなら、肉、魚、卵などを一食あたり100g程度が目安です。野菜を先に食べるとしても、肉、魚、卵のおかずを残さず、しっかり食べるためにも、交互で食べるようにするなどの工夫も必要です。タンパク質の摂取量は守ってください。

Case 5
主食を完全に抜いた糖質制限ダイエットを始めました……。

⬇

完全に主食を抜くのは注意が必要。おやつに走るキッカケにもなるから要注意。

　糖質をたくさん含む炭水化物は、太るもと。カットすれば当然、やせていきます。ただし怖いのは、リバウンドの危険性が高いことです。炭水化物が大好きで、毎食欠かさず食べていた人が、まったくやめてしまうとどうなるでしょうか。ストレスに負け、がまんしていたおやつなどをつい間食してしまいます。
　糖質制限は、糖質を抜くだけでなく、他の栄養を今まで以上にたくさんとる方法でダイエットをするには知識も必要です。糖質を減らすことはあっても、完全に抜くのにはリスクを伴います。やせるためにまず大切なのは、糖質に偏った食習慣を変えること。量を控えつつ、なるべく低GI値（食後の血糖値の上昇の度合いを表す数値）の玄米やライ麦パン、全粒粉パンなどの炭水化物を選ぶぐらいにとどめましょう。

Case 6
ファスティングダイエットにチャレンジしていますが、続きません……

ダイエット法としては不向き。栄養失調にも。知識なくやると、リバウンドを招く原因に。

　ファスティング（断食）の最大の目的は、体内のデトックスを行い、自己治癒力を高めることです。食べないので当然、やせますが、一定期間食事を抜くことで、食欲をコントロールできるようになることが目的でもあります。が、上手くいかないのは、やり方を間違っているのかもしれません。
　そうしたファスティングの前提や正しい知識を無視して行うと、栄養失調を引き起こすだけでなく、確実にリバウンドします。
　最も重要なのは、準備期と回復期をファスティング期間と同日数か、それ以上行うことです。食べ物の内容も重要です。ただ、ドリンクだけを飲むということではありませんので、安易に行うことはおすすめしません。

Case 7
おやつがどうしても食べたくなったら人工甘味料を使っています。

まずは糖質依存から抜け出すこと。味覚をごまかすだけなので控えましょう。

　カロリーゼロで血糖値も上げないという人工甘味料は、ダイエッターにとって救世主のように見えます。でも本当にそうでしょうか。長年、糖質をとりいれてきた人は、正しい味覚や食欲コントロール機能を失ってしまっている状態にあります。糖分の代わりに人工甘味料をとっても、味覚をごまかしているだけにすぎません。糖質依存という体質そのものは変わらないのです。
　近年では、人工甘味料は腸内環境を悪化させるともいわれ、危険視もされています。
　まず、必要な栄養素を十分にとりながら、糖質を少しずつ減らしましょう。徐々に正しい味覚や食欲がよみがえり、つい甘いものに手を伸ばすこともなくなります。

これで完ペキ！代謝アップ＆骨と筋肉が衰えないコツ

代謝をアップさせるためには、タンパク質などの各種栄養素は必須！
ここでは、ダイエット失敗の二大原因「骨・筋肉の減少」について解説します。

極端な食事制限は…
骨密度と筋肉量が低下してロコモを引き起こす！

極端なカロリー制限や「○○だけダイエット」など、間違ったダイエットをすると、必要な栄養素が十分にとれなくなります。とくに、体をつくるもととなるタンパク質や、必須ミネラル、ビタミンも不足します。これにより代謝が落ち、リバウンドしやすくなることはこれまで説明してきた通り。

筋肉はただでさえ、30歳を超えると年1％の割合で減少していきます。タンパク質を十分にとらない状態では、その割合はさらに増すことになります。さらに長い目でみると、筋肉量だけでなく骨密度も低下していきます。将来的に「ロコモティブ症候群（シンドローム）」を引き起こす危険があるのです。

極端な食事制限
▼
骨密度と筋肉量が減る
▼
ロコモの原因に！

ロコモって何？

「ロコモティブシンドローム＝運動器症候群」とは、2007年に整形外科学会により新たに提唱された言葉で、関節や骨、筋肉などの「運動器」の障害のこと。症状が進むと「要介護」「寝たきり」になるリスクが高まります。変形性関節症や骨粗しょう症に限っても国内に4700万人存在すると推測されており、国民病ともいえる病気です。

どうして筋肉が減るの？ グリコーゲンの枯渇によるタンパク質の減少

　食事からエネルギーがまったく入ってこない状態になると、体は体内にあるもので間に合わせようとします。まず使われるのは、肝臓に蓄えられているグリコーゲンという糖質。ただし貯蔵量はそれほど多くなく、すぐに枯渇してしまいます。そこで、脂肪や筋肉を分解してつくった糖質がエネルギー源となります。

　ここで脂肪だけを分解できればいいのですが、残念ながら、そううまくはいきません。脂肪のみでは足りないため、筋肉も分解され始めます。さらに、食事からは筋肉の材料となるタンパク質が得られないため、筋肉の減少はどんどん進みます。筋肉が多いほうがエネルギーを消費しやすいため、エネルギー節約のために筋肉を最小限にしようと減らすことで、省エネになろうとしていきます。

```
極端な食事制限
     ▼
 タンパク質不足
     ▼
 筋肉が分解される
     ▼
  筋肉が落ちる
```

どうして骨密度は落ちる？ 脂肪の過剰な減少、栄養不足が原因

　骨密度の低下はふたつのステップで起こります。まず単純に、栄養不足が原因で起こる第一段階。カルシウムは骨の材料となるほか、神経伝達や筋肉の動きにかかわっている重要なミネラルです。摂取量が不足すると、骨に蓄えられているカルシウムが使われ始めます。

　第二段階として、ダイエットで脂肪が急激に減少すると、エストロゲンという女性ホルモンの分泌が低下します。エストロゲンは、骨の新陳代謝にかかわるホルモン。古い骨を壊す「骨吸収(ほね)」を抑える働きを持っています。食事制限で骨の材料が不足しているうえ、エストロゲンも働かないとなれば、骨は壊される一方。これにより、骨は徐々にスカスカになっていきます。

```
    極端な食事制限
         ▼
   女性ホルモンの分泌低下
         ▼
低栄養による、タンパク質や
カルシウム、ビタミンD不足
         ▼
   骨粗しょう症に！！
```

「40歳以上の」理想的なダイエットは骨も筋肉も衰えない代謝を上げる食事法

40代からのダイエットでは、筋肉増量、基礎代謝アップが成功の鍵。
キツい運動をしなくても、食事内容を見直すだけで代謝がグングン上がっていきます！

代謝が上がると健康的にやせるワケ

　40代からのダイエットを成功させるには、20代の頃に比べてガクンと落ちてしまった代謝をアップさせるのが肝心です。

　そのためにまずすべきことは、食事内容を見直し、タンパク質を中心とした、代謝アップのための栄養素を積極的にとること。そうすると自然に体内の細胞が活性化し、筋肉量も増加が期待できます。

　タンパク質は筋肉をはじめ、皮膚や骨、爪や髪、ホルモンまで体の材料そのものです。この材料が十分になければ、細胞が仕事をさぼって省エネになるのは当然のこと。すべての栄養を細胞に運ぶのもタンパク質ですから、タンパク質がなければ、何もできないとさえいえます。

　運動は必要ありません。運動で筋肉を増やすのはとても時間と労力がかかります。楽しみやスタイルアップの目的で行うならよいのですが、ダイエットのためなら、食事だけで代謝アップを目指すのが効率的なのです。

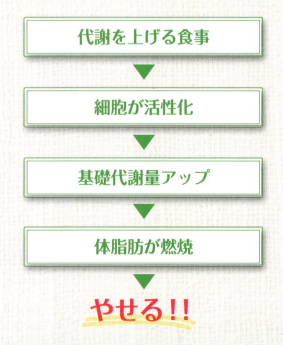

代謝を上げるために
必要なのはタンパク質！

　筋肉を増やせば、基礎代謝は自然にアップします。その筋肉の材料になってくれるのが何度も登場している「タンパク質」です。

　それだけではありません。食べるだけで脂肪を燃焼するという嬉しい効果もあります。食事をとったあとには、「食事誘発性熱産生」といって、食べた物の消化などのために代謝がアップします。タンパク質は三大栄養素のなかでも消化するのに時間がかかり、これが群を抜いて高く、炭水化物や脂質の約3倍ものカロリーを消費してくれます。

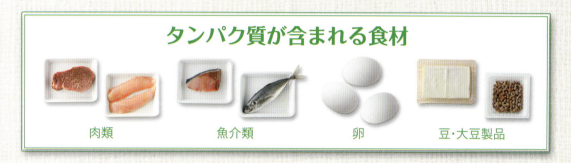

タンパク質が含まれる食材

肉類　　魚介類　　卵　　豆・大豆製品

これが理想的なP・F・Cバランス！

　では、毎日の食事でのP・F・Cバランスを見直してみましょう。P・F・Cバランスとは、三大栄養素のタンパク質（Protein）、脂質（Fat）、炭水化物（Carbohydrate）のバランスのこと。一日にとるエネルギーのうち、三大栄養素それぞれから得るカロリーの割合です。

　下図の左のバランスは、国が推奨するもの。炭水化物中心に組み立てられています。今のあなたの食事は、これに近いか、さらに炭水化物過多になっている可能性があります。代謝を上げる理想のバランスは右のP：30、F：40、C：30。筋肉をつくるタンパク質をグンと増やし、その分、エネルギーにしかならない炭水化物は控えめにするのがポイントです。

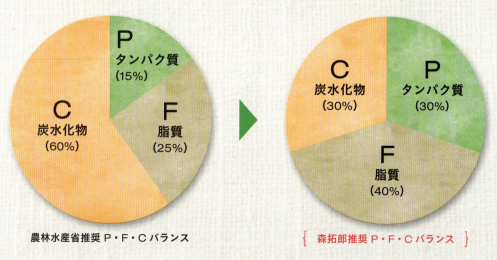

農林水産省推奨 P・F・Cバランス　　{ 森拓郎推奨 P・F・Cバランス }

骨と筋肉が衰えないダイエット Q&A ①

Q やせるために、生活習慣で気をつけたほうがいいことはありますか？

A 最低限の活動量を稼ぐことを考えてみましょう！

ジムやヨガスタジオに通ったり、ランニングをしたりなど、無理に運動をする必要はありません。もちろん、やるに越したことはありませんが、運動をすることで食欲が増したり、運動したから食べても大丈夫といった安心感が、逆にあだとなることがあります。普段の活動量が少ない方は、少しだけ活動量を増やす癖をつけてみましょう。まずはエスカレーターではなく階段を使ってみたり、抵抗がなければ1駅分歩いてみたりしても。

Q 仕事が忙しく、食事をとる時間がバラバラになってしまっても大丈夫ですか？

A むしろそれが普通です！トータルで考えましょう！

規則正しい生活をしていないのが原因だというのは極論です。もちろん、そのほうが管理がしやすいということはあります。しかし、時間通りに食事をとることはなかなか難しいし、おなかが空いていないのに食べてしまう習慣を作りかねません。おなかが空いていないときなどは、食事は抜いても大丈夫というくらいにとらえましょう。その後の食事で十分に取り返せます。1日でだめなら2〜3日で調整するなど、柔軟に考えて。

Q 断れない会食での食べ方のポイントはありますか？

A 基本は気にしない！できれば少しベターな方法を選ぶ！

会食などの場合、あまりストイックな姿を見せないようにする余裕も大事です。週1回程度であればハメを外してほかの日にバランスをとりましょう。どうしても続いてしまう場合や、少し頑張りたい時期の場合は、まずは飲み物を注意。糖質を含まないものを選ぶこと。食べるものを選べる場合は、高タンパクなものだけを選んで食べるようにすることがポイントです。どうしても糖質が出る場合は、よく噛んで食べるということだけに徹して。

Q どうしても炭水化物を食べたくなってしまいます。何か抑える方法はありますか？

A 食べたい時は食べる！抑えようとすると食べたくなります

基本的に体にエネルギーが足りていない状態だと、即効的なエネルギーである糖質を欲します。体脂肪を上手くエネルギーに代えるための代謝能力が低いか、本当に全体の摂取エネルギーが少ないという場合もあります。高タンパク、高脂質の食事をして、カロリーを減らしすぎないところで頑張るか、もう少し普段の炭水化物を増やしてもいいかもしれません。リバウンドするくらいなら、食べたい時は食べて、次からの対策を考えましょう。

Part 2

骨と筋肉が衰えない やせる食生活の基本

40歳からのダイエットはやせればいいわけではなく、
やせたことにより体力を低下させないことが重要です。
ここでは、体力が低下せず健康的にやせるコツをご紹介します。

まずは食生活を

あなたのとっている食事は代謝をダウンさせていませんか？
まずは食生活を見直して、炭水化物中心からタンパク質中心に切り替えていきましょう。

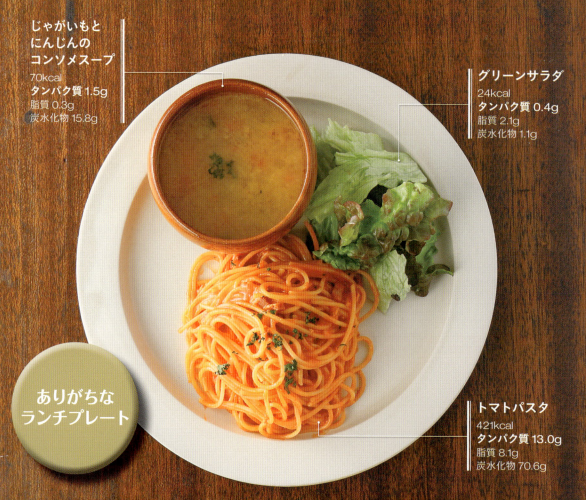

じゃがいもと
にんじんの
コンソメスープ
70kcal
タンパク質 1.5g
脂質 0.3g
炭水化物 15.8g

グリーンサラダ
24kcal
タンパク質 0.4g
脂質 2.1g
炭水化物 1.1g

トマトパスタ
421kcal
タンパク質 13.0g
脂質 8.1g
炭水化物 70.6g

ありがちな
ランチプレート

一見ヘルシーに見えるパスタランチは太るもと！

手軽にとれるパスタに、スープやサラダなどをバランスよく組み合わせたランチプレート。野菜中心なので一見ヘルシーそうですが、要注意！ 理想バランスとは大きくかけはなれた食事です。チェックすべきポイントは、メイン料理が何になっているか。このプレートの大部分を占めるのはパスタです。小麦が主原料であるパスタは、炭水化物のかたまり。つまり、太るもとです。また、大いに問題なのが、代謝アップの主役、タンパク質がどこにも見当たらないこと。満足感も少ないので、物足りなくなってデザートに手を伸ばしてしまう可能性大です。脂肪は増える一方で筋肉が徐々に減っていく、代謝ダウンメニューです。

チェックしよう！

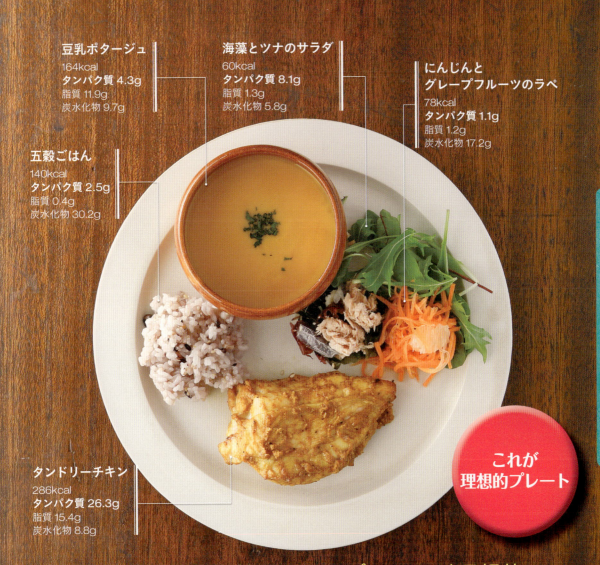

豆乳ポタージュ
164kcal
タンパク質 4.3g
脂質 11.9g
炭水化物 9.7g

海藻とツナのサラダ
60kcal
タンパク質 8.1g
脂質 1.3g
炭水化物 5.8g

にんじんとグレープフルーツのラペ
78kcal
タンパク質 1.1g
脂質 1.2g
炭水化物 17.2g

五穀ごはん
140kcal
タンパク質 2.5g
脂質 0.4g
炭水化物 30.2g

タンドリーチキン
286kcal
タンパク質 26.3g
脂質 15.4g
炭水化物 8.8g

これが理想的プレート

Part2 骨と筋肉が衰えないやせる食生活の基本

動物性タンパク質メインのプレートが理想的

　代謝アップの食事では、メインは肉や魚が基本。動物性タンパク質のほうが、効率よく必須栄養素をとることができるからです。高タンパクで脂質が低いチキンは理想的な食材。豆乳ポタージュで植物性タンパク質も補い、全体のタンパク質量がアップします。
　炭水化物は、ごはん茶碗に軽く1杯程度に。雑穀米や玄米を選ぶとなおベター。食物繊維が多く含まれ、腸のなかでの糖質や脂質の吸収を抑えてくれます。海藻サラダでは代謝アップに欠かせないミネラルがとれるほか、水溶性食物繊維が豊富に含まれているので、便秘を解消してくれます。緑黄色野菜、フルーツを使ったサラダで、ビタミンも忘れず補いましょう。

これでやせる！食材の選び方

これはOK！これはNG！

代謝アップのためにはタンパク質！　これはもう頭に入ったことと思います。
では、タンパク質の種類やその他の食材の選び方は？
OKな食材、NG食材をあわせて紹介します。

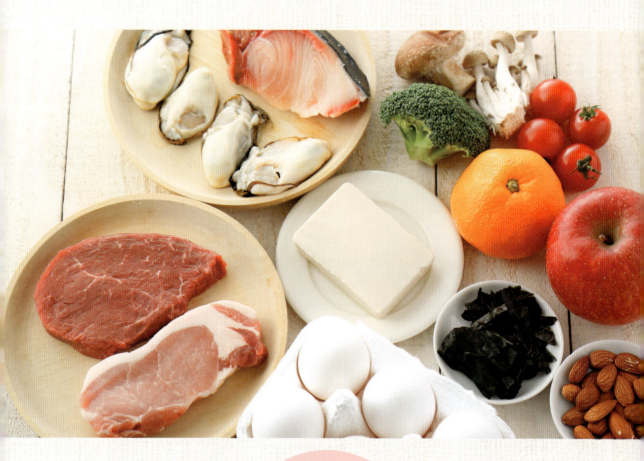

タンパク質を中心に野菜・海藻・きのこをバランスよく！！

　代謝アップの決め手はタンパク質。動物性、植物性をあわせて、見た目の半分ぐらいはタンパク質が占めるメニューが理想です。牛肉・豚肉・鶏肉のいずれもバランスよくとりましょう。カロリーが心配なら、脂質の少ない赤身肉を選んだり、皮を取り除いて食べる工夫を。また、魚は良質な脂質を多く含むので、積極的にとりたいものです。ほかに、代謝アップのサポートをしてくれるのが、ミネラル・ビタミン。これらが豊富に含まれる、野菜・海藻・きのこなどもプラスしましょう。海藻やきのこの水溶性食物繊維は、腸内での糖質や脂質の吸収を抑えてくれるため、ダイエットには効果的。また便通をよくする嬉しい働きもあります。

2大肥満食 小麦と砂糖は絶対NG！

最もとってはいけない食品のワースト2が、小麦と砂糖です。小麦に含まれるグルテンは習慣性があり、食べるほどにもっと欲しくなるという中毒性の高い物質。砂糖は血糖値を急上昇させ、とれば肥満コースまっしぐらです。また、いずれもとりすぎると、腸内の悪玉菌を増やし腸内環境は最悪に。ビタミンB_1、マグネシウム、ナイアシンといった代謝を高める働きのあるビタミンやミネラル類を、大量に消費してしまう弊害もあります。

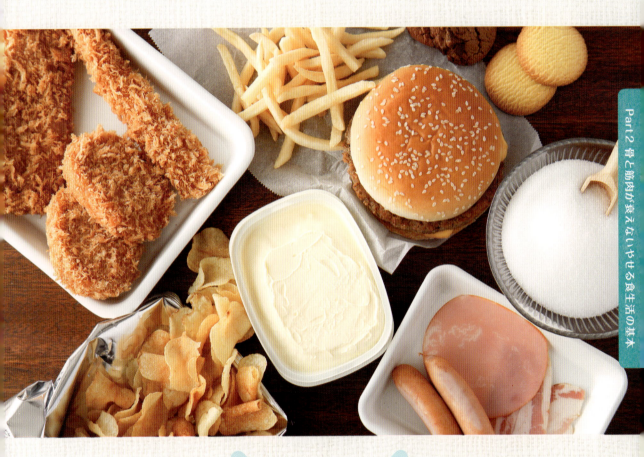

Part2 骨と筋肉が衰えないやせる食生活の基本

揚げ物やマーガリン、砂糖、加工肉はNG!!

太るもととなる糖質はオフするのが鉄則です。代表格は砂糖、そして米や、麺類、パンなどの炭水化物。とくに小麦はつなぎに使われるなど、さまざまなものに潜んでいるので要注意です。脂質も上手に選ぶ必要があります。マーガリンは自然界に存在しない化学的な油で、アメリカでは全面禁止の脂質。サラダ油も血液をドロドロにし、代謝をダウンさせるので避けましょう。その意味で、揚げ物はサラダ油をたっぷり使っているだけでなく、衣にも小麦粉が含まれるなど、肥満を招く要素がいっぱいです。ベーコンやソーセージなどの加工肉はタンパク質とはいっても、塩分や脂質が高く、添加物が多く含まれている可能性も大。避けたほうが無難です。

> 毎日続けるのがやせる秘訣！

40歳からの やせグセ習慣10

毎日の食事のなかで、代謝アップのための10の習慣を実践していきましょう。
無理をしたりストレスを感じたりすることもなく、
スルリと体脂肪が落ちていくはずです。

1
肉や魚のタンパク質食品を一食100～120g食べる

タンパク質は食べられるだけとって大丈夫ですが、目安としては、一食に100～120gほどとれるとベストです。肉や魚であれば、手のひらに収まるような大きさになります。より栄養価が高い動物性をしっかりとった上で、植物性タンパク質を補いましょう。

2
ごはんは一食80gまでにする

長期的に取り組むことを考えれば、米などの炭水化物は完全にカットするより、減らしていければOK。一食80g（ごはん茶碗に軽く1杯程度、こぶし1個分ぐらい）であれば、血糖値を上げすぎないため、肥満を招くこともありません。

3
卵はコレステロールを気にせず食べる！

「卵は1日1個まで」は古い常識。卵に含まれるコレステロールが動脈硬化の原因となることはありません。むしろ、ビタミンC以外の栄養素をすべて含む優秀な代謝アップ食品ですからどんどんとりましょう。ただし、一緒に大量の糖質をとらないよう注意を。

4
マゴニワヤサシイでバランスよく

何を選べばよいか迷ったら「マゴニワヤサシイ」を思い出しましょう。これは代謝アップ食材の頭文字を並べたもの（P.33）。筋肉の材料となる肉、魚をはじめ、代謝をサポートする栄養素を豊富に含む食材です。これらをバランスよく、毎日の食事でとりましょう。

5
ひと口食べたら箸をおく!

よく噛み、唾液をたくさん出すのも代謝アップのコツです。唾液には糖質の吸収を抑えたり、体脂肪を燃焼し筋肉をつくる成長ホルモンの働きを助けたりするなどの役割があります。ひと口ごとに箸をおき、集中して噛みましょう。過食の原因になる早食いも防げます。

6
オメガ3系の油脂をとり入れる

血液をサラサラにし、代謝を助けるのがオメガ3系の油。青魚の脂、亜麻仁油、えごま油が代表例です。タンパク源ともなる青魚は理想的な食材と言えます。その他オメガ3系の油も積極的にとり入れて。ドレッシングにするなど、加熱しないほうがベターです。

7
小麦と砂糖は食べないのが一番

2大肥満食の小麦と砂糖。麺類やパンはできるだけ控えましょう。とくに菓子パンは、太る原因の糖質や脂質、添加物がたっぷり含まれた食品。代謝に必要なタンパク質、ビタミン、ミネラルなどもほとんどゼロです。思い切って生活のなかから追放しましょう。

8
マーガリンや加工肉など体によくない食べ物は避ける

加工食品にはたいてい不健康な材料が使われているため、よく注意して選びましょう。とくに、人工的に作られたトランス脂肪酸が多いマーガリンはNG。バターに切り替えて。また加工肉は塩分や脂質が高いほか、防腐剤、発色剤など添加物が多用されています。

9
野菜を先に食べるより肉・魚・卵をしっかり食べる

野菜から食べると、糖質や脂質の吸収を抑えてくれますが、重要なタンパク質の吸収率も悪くなってしまいます。また、かさがある野菜でおなかがいっぱいになり、タンパク質を十分に食べられなくなるデメリットも。肉、魚優先で食べることをおすすめします。

10
運動するより食生活を変えるのが先

太る原因は運動不足ではなく、間違った食生活です。無理矢理運動しても、長く続くものではありません。それどころかリバウンドを招く危険が高いのです。食事で代謝を上げるとともに、間違った食事グセや味覚を正すことがダイエットの早道です。

Part2 骨と筋肉が衰えないやせる食生活の基本

骨と筋肉が衰えない
やせる栄養素

代謝アップに欠かせない、7つの栄養素をご紹介します。これらを食事にとり入れることで、骨と筋肉をしっかりつくりながら、健康的にやせることができます。

①タンパク質

筋肉、皮膚、髪、血液、内臓など、
体の主な構成要素となっているのがタンパク質。
肉、魚介類、卵などや大豆製品に豊富に含まれる。

{ 動物性タンパク質をメインにとること }

肉や魚、卵などには、動物性タンパク質を含んでいるほか、代謝をサポートするビタミンやミネラルも理想的なバランスで含まれています。極論を言えば、動物性食品さえ食べていれば、肥満を招くこともなく、健康的に生きていけるのです。

ですが、それではバリエーションに乏しく、毎日の食事のなかでは飽きがきてしまいます。第一、コストも馬鹿になりません。

理想としては、動物性タンパク質をメインにすえつつ、植物性タンパク質、野菜や海藻、きのこ、少量の炭水化物をバランスよくメニューにとりいれていくとよいでしょう。組み合わせる食材は「マゴニワヤサシイ」(P.33)を参考に選びます。

カロリーが増えるからと、動物性タンパク質を敬遠する人もいますが、それは間違い。代謝アップするには、動物性タンパク質をとるのが最も効率的です。また、脂質も十分に摂取する必要のある大切な栄養素です。

MEMO

動物性：植物性は7：3にする

植物性タンパク質も積極的に活用しましょう。動物性と植物性の割合は、7：3ぐらいがベスト。豆類や、豆腐、納豆、豆乳など、種類が豊富なので、メニューのバリエーションアップにも。また納豆、みそなどの発酵食品は、代謝アップ成分が豊富なのでおすすめです。

一日にとりたいタンパク質量

代謝アップを目的にした場合、一食あたり約20gのタンパク質を摂取したいもの。肉や魚でいえば、100g程度食べると、20g程度のタンパク質をとることができます。

肉（牛・豚・鶏・内臓）や魚介類

肉や魚、貝類などの動物性タンパク質は、==一日あたり150〜200g== とります。なるべくまんべんなく、さまざまな種類からとり、ビタミンやミネラル、良質な脂質などを補いましょう。3食に分けバランスよくとれるのが理想ですが、昼食、夕食でしっかりとってもOK。

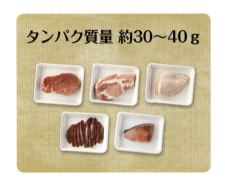

タンパク質量 約30〜40g

納豆や豆腐

植物性タンパク質は==一日あたり2〜3品==を目安にするとよいでしょう。納豆、豆腐、油揚げ、みそと種類が豊富なので、副菜や汁物など、さまざまなメニューからとることができるのもメリットです。朝食など時間がないときは、野菜ジュースの代わりに豆乳を。

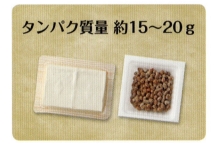

タンパク質量 約15〜20g

卵

卵はいくつ食べても心配ありません。目玉焼き、ゆで卵、スクランブルエッグと使い勝手がよいのも卵の利点。==一日最低3つ==を目安に、積極的にとりいれていきましょう。ゆで卵をいくつか作っておくのもおすすめ。朝食やおやつ代わりにも最適です。

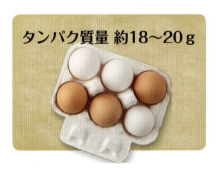

タンパク質量 約18〜20g

②オメガ3系脂肪酸

良質な脂質で血液サラサラ！

　良質な脂質は、余分な脂肪を燃やすための燃料ともなり、代謝アップに欠かせない栄養素です。ただし、今の食生活でとっている脂質は、サラダ油に代表されるような、オメガ6系の油脂が大半。オメガ6系の油脂は血液をドロドロにし、体内の炎症を強めて血管障害やがんなどを引き起こしやすくします。意識的にとりたいのは、オメガ6系と反対の性質を持つオメガ3系の油脂。血液をサラサラにし、体内の炎症も抑えてくれるのです。さばやいわしといった青魚の脂質や、くるみ、アーモンドなどの種子類、亜麻仁油、えごま油などに含まれます。

多く含まれる食品→えごま油、亜麻仁油、青魚(魚油)など

③ビタミンB群

代謝を上げてやせ体質に！

　ダイエットのために重要な役割を果たすのがビタミンB群。ビタミンB_1、B_2、B_6、B_{12}、ナイアシン、パントテン酸、葉酸、ビオチンの8種類があります。ビタミンB_1は糖質、B_2は脂質の代謝に深くかかわるほか、ビタミンB_6も、タンパク質や脂質の代謝を助ける栄養素です。ビタミンB群が不足すると糖質や脂質がエネルギーとして使われにくくなり、体脂肪が増える原因に。逆にいえば、糖質や脂質をとる場合にはビタミンB群も一緒にとることが必須です。緑黄色野菜や豚肉、魚介類、大豆製品に多く含まれます。

多く含まれる食品→豚肉、大豆、大豆製品、玉ねぎなど

④ビタミンC

意識的にとって筋肉量を増やす！

　抗酸化ビタミンとしてよく知られるビタミンC。人間の体を構成するタンパク質の一種である、コラーゲンの生成にも深くかかわるため、筋肉量を増やす上では欠かせません。水に溶ける性質を持ち、尿としてすぐ体外に排出されてしまうので、毎日摂取する必要があります。また、ストレスや喫煙で大量に消費されてしまうため、ストレスの多い人やタバコを吸う人はサプリメントも活用しながら、意識的にとりたいもの。緑黄色野菜やフルーツなどに含まれています。

多く含まれる食品→赤ピーマン、ブロッコリー、フルーツなど

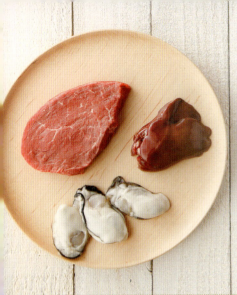

⑤亜鉛

全身の新陳代謝を促す！

　必須ミネラルのひとつで、体内の300以上の酵素をサポートする成分。細胞の合成などにかかわり、全身の新陳代謝を促す作用があります。カルシウムの吸収を助けることから、骨を衰えさせず、骨粗しょう症を防ぐ効果も期待されます。また性ホルモンの分泌とも関係し、女性ホルモンの働きである骨密度の減少や美肌をつくる効果、男性ホルモンが持つ筋肉強化作用などを助けます。ビタミンCといっしょに摂取すると吸収率がアップ。貝類や牛肉、鶏のレバーなどに多く含まれます。

多く含まれる食品→牡蠣、牛もも肉、鶏レバーなど

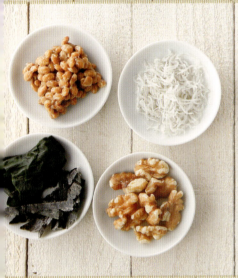

⑥マグネシウム

代謝や筋肉量をアップ！

　必須ミネラルのひとつで、亜鉛と同様、体内の300以上の酵素の働きにかかわります。タンパク質の合成やエネルギー代謝に関係し、筋肉量を増やして代謝をアップさせるためには欠かせないミネラル。筋肉や神経の伝達に深くかかわり、欠乏すると筋力低下、高血圧、動脈硬化や、イライラや集中力の低下なども引き起こすことも。

多く含まれる食品→納豆、わかめ、くるみ、しらす干しなど

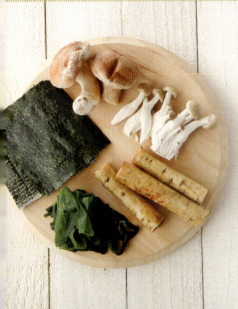

⑦食物繊維

便秘を予防し、おなかスッキリ！

　野菜、海藻、きのこなどに豊富なのが食物繊維。糖質や脂肪の吸収を抑えたり、便秘を予防・改善するなど、ダイエットには欠かせない成分です。不溶性と水溶性の2種類があります。葉野菜に多い不溶性食物繊維は、腸の中で水を吸ってふくらみ、お通じをよくしますが、食べすぎると逆におなかの張り、便秘などを引き起こすことも。海藻や根菜類に含まれる水溶性食物繊維も組み合わせてとるようにしましょう。たくさん食べてもOKですが、野菜で満腹になって、肝心のタンパク質がとれなくならないよう、注意しましょう。

多く含まれる食品→海藻、きのこ、ごぼうなどの根菜類など

これで必ずやせ体質になる！
マゴニワヤサシイが基本！

食材選びに迷ったら、代謝アップの強い味方「マゴニワヤサシイ」を思い出しましょう。毎日食べることで、やせ体質へと変わっていきます！

副菜を作るならマゴニワヤサシイの食材を！

主菜では肉、魚をガッツリと。副菜にマゴニワヤサシイの食材を組み合わせながら、バリエーション豊かな献立を考えましょう。さまざまなメニューで食事を楽しむことで満足感が高まり、早食いや過食を防ぎます。

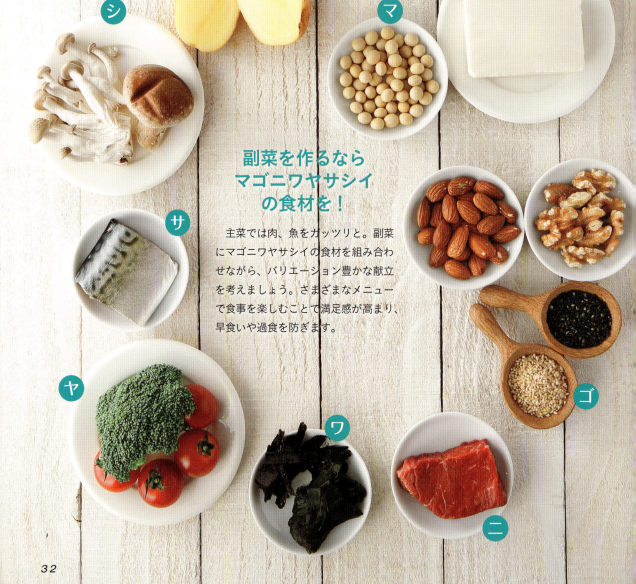

マ メ　納豆、豆腐、みそなどの豆・大豆製品

糖質の代謝にかかわるビタミンB群、マグネシウムが豊富。植物性タンパク質が豊富で、「畑の肉」と呼ばれるほど栄養価の高い食材です。発酵食品も積極的にとりましょう。

ゴ マ　ゴマなどの種子類や、くるみ、アーモンドなどのナッツ類

マグネシウム、亜鉛などの必須ミネラルを多く含みます。そのほか、くるみやアーモンドにはオメガ3系油脂も含有。カロリーが高いからと敬遠せず、ぜひ活用しましょう。

ニ ク　牛肉、豚肉、鶏肉など

筋肉をつくり、代謝アップの主役となるのが動物性タンパク質。とくに肉類は主菜だけでなく、副菜としても補うと全体の摂取量を増やすことができます。

ワカメ　わかめ、のり、ひじき、もずくなどの海藻類

マグネシウム、カルシウムなどのミネラルや、ビタミンB群、Cなどのビタミンも豊富。糖質の吸収を抑えてくれるほか、便秘予防効果も。保存がきき、使い勝手も◯です。

ヤサイ　ピーマンなどの緑黄色野菜　ごぼうなどの根菜　キャベツなどの淡色野菜

抗酸化ビタミンや食物繊維を含む野菜は、一日350gとれれば理想的。β-カロテンを多く含む、栄養価の高い緑黄色野菜を中心に、根菜、淡色野菜を組み合わせて。

サカナ　いわしやさばなどの青魚　貝類、たこ、いかなどの魚介類

副菜としても積極的に食べたい良質なタンパク源。とくにオメガ3系脂肪酸を含む青魚がおすすめ。また、魚介類は亜鉛などのミネラルが豊富です。忙しい時はツナ缶を活用しても。

シイタケ　しいたけ、しめじ、えのき、まいたけなどのキノコ類

ビタミンB群やビタミンDを含む栄養価の高い食材。便秘を防ぐ食物繊維が豊富です。しいたけに多いβ-グルカンは免疫力アップが期待できる注目の栄養素。

イ モ　じゃがいも、さつまいも　里いも、山いもなどのいも類

野菜のなかでは糖質が高い食材ですが、水溶性食物繊維やビタミンC、カリウムなどの栄養素も豊富。いも類を副菜にするときは、ご飯を控えめにするなど糖質調整を。

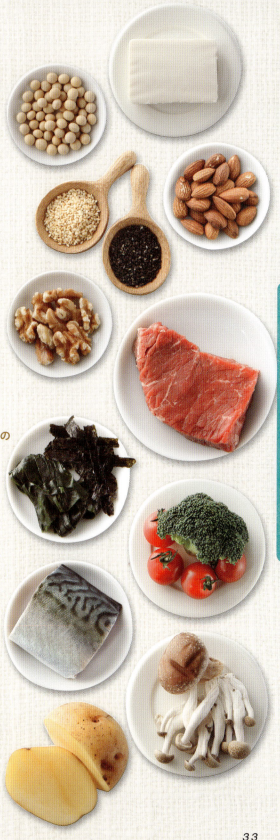

Part 2　骨と筋肉が衰えないやせる食生活の基本

これでOK！
タイプ別やせる献立

仕事や運動の有無など、生活習慣の違いは
食生活にも大きな影響を与えるため、食材選びがポイントとなります。
そこで、行動タイプ別に適した献立を提案します。

Case 1
家族と一緒に健康献立

家族そろって食事をする場合、核家族か、大家族かにもよりますが、子どもから大人までみんなの栄養バランスを配慮した献立を考えなければいけません。ましてや、小さな子どもやお年寄りがいる家庭はなおさらでしょう。育ち盛りの子どもから、生活習慣病予備軍のお父さん、太りやすくなったお母さん、小食気味のおじいちゃん、おばあちゃんまで、みんなが一緒に食べて健康になる献立を考えることがポイントです。

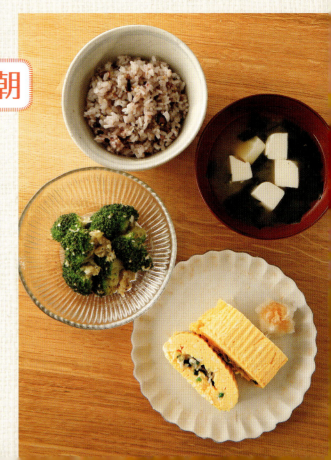

卵と豆腐をメインにした和食の献立 朝

和食は健康的にやせる食事の基本中の基本です。タンパク質を中心にするには、主菜に卵や大豆製品をとりいれましょう。野菜はビタミンCやβ-カロテンが豊富なブロッコリーを、海藻はわかめで摂取。だし巻き卵にしらすを入れればカルシウムが補給できます。

menu
主菜：ふわっふわのしらすだし巻き卵→P.90
副菜：ブロッコリーのねぎソース→P.115
汁物：わかめと豆腐のみそ汁
主食：五穀ご飯

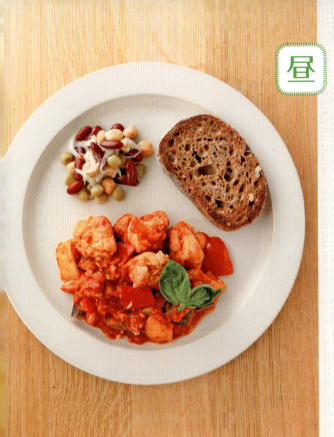

昼 ランチは肉＆野菜＆豆たっぷりワンディッシュで満足！

　高タンパク低カロリーの鶏むね肉に豆類をプラスしてタンパク質摂取。主食はパンでも雑穀パンにすれば食物繊維やポリフェノールなどが含まれているので OK です。ワンプレートは、見た目もボリュームアップするので満足できるでしょう。

menu
主菜：鶏むね肉のカチャトーラ→P.42
副菜：ミックスビーンズのサラダ→P.42
主食：雑穀パン

夜 焼酎にピッタリのやせる居酒屋風献立

　ちょっと飲みたい夜は、刺し身をメインに。あじ、ぶり、まぐろなどオメガ3系脂肪酸が豊富に含まれている魚をとりいれましょう。山いもと納豆のねばねばの副菜は腸内環境を整えます。噛みごたえのあるたけのこ、うずらの卵もタンパク質が豊富です。

menu
主菜：刺し身盛り合わせ（120g）
副菜：山いも納豆→P.105
副菜：たけのこの若竹煮→P.118
副菜：うずらとにんにくの味玉→P.97

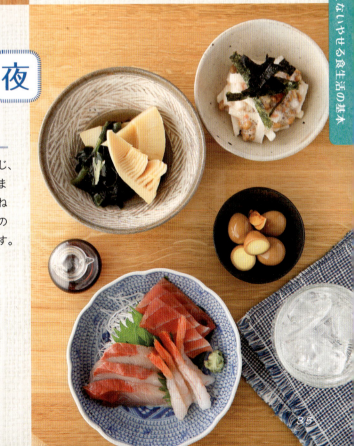

Part 2 骨と筋肉が衰えないやせる食生活の基本

Case 2
外食の多い人のやせる献立

ランチなど外で食事をすることが多い人は、ついつい食べすぎてしまうことも。外食が多い人は、糖質や脂質を意識して食事をしないとすぐ太ってしまいます。外食するときは、必ず和食定食を選びましょう。ご飯の量が多い場合は、あらかじめご飯の量を減らしてもらうことを忘れないように。夜にお酒を飲む場合も、糖質と脂質に気をつけましょう。タンパク質と野菜、きのこ類、海藻をバランスよくとることが基本です。

ボリューム満点！オープンオムレツで満腹献立

朝

一日が始まる朝は、代謝アップ食の卵をたっぷり使ったオムレツを。ほうれん草ときのこを入れれば、噛みごたえアップで満足できます。スープは豆乳を使ってタンパク質補給＆ヘルシーに。主食は白米ではなく、雑穀ご飯で糖質オフを心がけましょう。

menu
主菜：ほうれん草ときのこのスペインオムレツ→P.44
副菜：じゃがいもの豆乳スープ→P.44
主食：雑穀ご飯

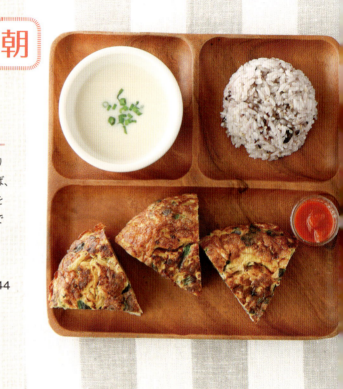

野菜不足だからといって野菜ジュースはNG！

外食続きなどで野菜不足を感じたときに、やってしまいがちなのが、野菜ジュースを飲むこと。一般に市販されている野菜ジュースは、加熱処理がされているため、ビタミン類は壊れ、食物繊維も残らず、酵素も死滅しているものがほとんどですので、野菜そのものの栄養素をとることができません。なおかつ、果糖ブドウ糖などの糖質がたっぷり入っています。「野菜はジュースでとればOK」という考え方は、すぐにやめましょう。

外で食べる ランチは和定食で！ 納豆と卵を追加して！

昼

外食する時は魚定食を選びましょう。特に青魚にはオメガ3系脂肪酸が豊富に含まれているので積極的に食べたい食材です。副菜は、野菜や海藻類でビタミンとミネラルを補給。納豆や卵を追加できればベストです。主食は、白米より雑穀ご飯を選びましょう。

menu
主菜：さばの塩焼き
副菜：ひじきの煮物
副菜：ほうれん草のごま和え
汁物：青菜と油揚げのみそ汁
主食：雑穀ご飯

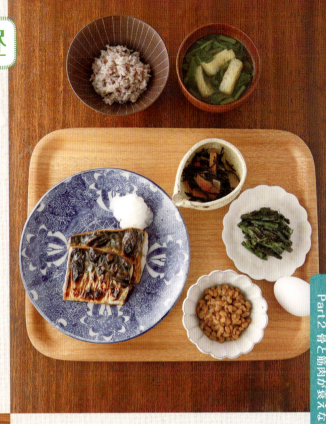

赤ワインには ガッツリステーキの 献立で！

夜

赤ワインに合う牛肉のステーキを選ぶなら、赤身肉のランプ肉を選びましょう。ランプ肉は、ボリュームがありますが、比較的脂肪分が少ないのでOKです。副菜には、卵、野菜、果物、きのこなどをとりいれれば栄養バランスが整います。

menu
主菜：ランプステーキ→P.66
副菜：ゆで卵とアボカドのサラダ→P.96
副菜：にんじんとグレープフルーツのラペ→P.111
副菜：きのこのバルサミコマリネ→P.117

Part 2 骨と筋肉が衰えないやせる食生活の基本

骨と筋肉が衰えないダイエット Q&A②

Q 思うように体重が減りません。どのぐらいの期間、この食生活を続ければ成果がでますか？

A 体脂肪は1kg 7200kcalです。1ヵ月1kg減で十分です！

　極端な話、毎日1000kcal近くの赤字を作れれば1週間で体脂肪が1kg減ることになりますが、急激に体重を変化させると、体は以前の状態に戻ろうとし、リバウンドしてしまいます。一日250kcal程度の赤字ができるように、一日1500kcal程度の食事をすることを基本とします。細かい計算は必要ありませんが、食事量と普段の食べすぎが抑えられれば、自然と3ヵ月ほどで目に見える変化がでてくるはずです。

Q 昔から太りやすい体質です。40歳も越え、諦めていましたが、そんな私でもやせることはできますか？

A 時間がかかっても、必ず結果はでるはずです！

　太りやすい体質だったり、年齢とともにやせにくくなることも当然あると思います。しかし、それだけ体はエネルギーを余らせているわけですから、その摂取量や消費量を上手く調整していくことが大切です。おいしいものを食べたい欲求との兼ね合いもありますが、低糖質で高タンパクな食事をしていれば、太るということはありません。やせることも重要ですが、体調や肌の変化なども含め、自分自身の変化に敏感になってみましょう！

Q 育ち盛りの子どもがいます。一緒に食べることが多いのですが、注意することはありますか？

A 子どもは炭水化物が多くても大丈夫。自分はおかず中心に。

　育ち盛りの子どもにもタンパク質はとても重要な栄養素ですが、エネルギーの消費も多いので、タンパク質をしっかり合成させるためにも、炭水化物はしっかり摂取したほうが子どもはよいでしょう。子どもと同じ料理でも、大人はエネルギー消費が減るので、逆にその分主食である米やパン、麺類を減らしておかずをしっかり食べるというイメージで食べてみましょう。

Q 飲み会が多いのですが、お酒はどのぐらいの量なら飲んでも大丈夫ですか？

A アルコールの強さは様々。2〜3杯が無難なライン。

　糖質なしのアルコールはエネルギーとしてはすぐに代謝されますが、顔が赤くなったり、酔っ払ってきたりというようなときは、肝臓の解毒が追いついていないので、体脂肪に合成される率が高まります。アルコールの分解能力は人によって様々ですが、糖質有り無しにかかわらず、2杯前後で済ませば大丈夫でしょう。頻度が高ければ糖質のない蒸留酒、週1程度であれば、お酒の種類はそんなに意識しなくても。ほかの糖質を減らして。

Part 3

＼これで完ぺき！／
やせる
ワンプレートレシピ

バランスよく食べることがやせることへの第一歩です。
ここでは、P・F・Cバランスを考え、お皿の上に主菜・副菜・主食を
配置したワンプレートメニューをご紹介します。

ワンプレートで必ずやせる法則

ワンプレートを円グラフに見立てれば、主菜：副菜：主食の比率が一目瞭然。
おかずや主食を置くだけで簡単に比率が割り出せるので、
食べすぎてしまうこともなくなります。

プレート上で主菜：副菜：主食＝4：3：1と考える

　主菜：副菜：主食が4：3：1になるように、おかずと主食を配置することがポイントです。主菜には、肉や魚介類などの動物性タンパク質がメインのおかずを、副菜には、ビタミンやミネラル、食物繊維が豊富な野菜やきのこ、海藻のおかずを、主食には、雑穀ご飯や雑穀パンを少々とりいれて、これらをバランスよく配置しましょう。ワンプレートで効率よく栄養素がとれる食事を継続すれば、健康的にやせることができるはずです。また、ワンプレートは見た目も豪華に見えるので、楽しく食事ができるでしょう。

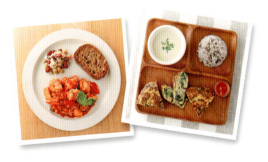

副菜にはマゴニワヤサシイの食材をとりいれてバランスよく

　代謝をアップさせてやせ体質になるために活用したいのが、「マゴニワヤサシイ」食材です。さまざまな食材をバランスよくとりいれることによって、マンネリ化も回避でき、栄養バランスが整うバリエーション豊かな副菜ができるでしょう。

主食は精製されていない雑穀ご飯や雑穀パンで

　低糖質を心がけるには、白米よりも雑穀ごはんを食べましょう。雑穀ごはんは血糖値の上昇を防ぐことができる上、食物繊維が豊富なので便秘改善などに役立ちます。主食はパンよりもご飯が望ましいのですが、飽きてしまったときには雑穀パンでもOKです。

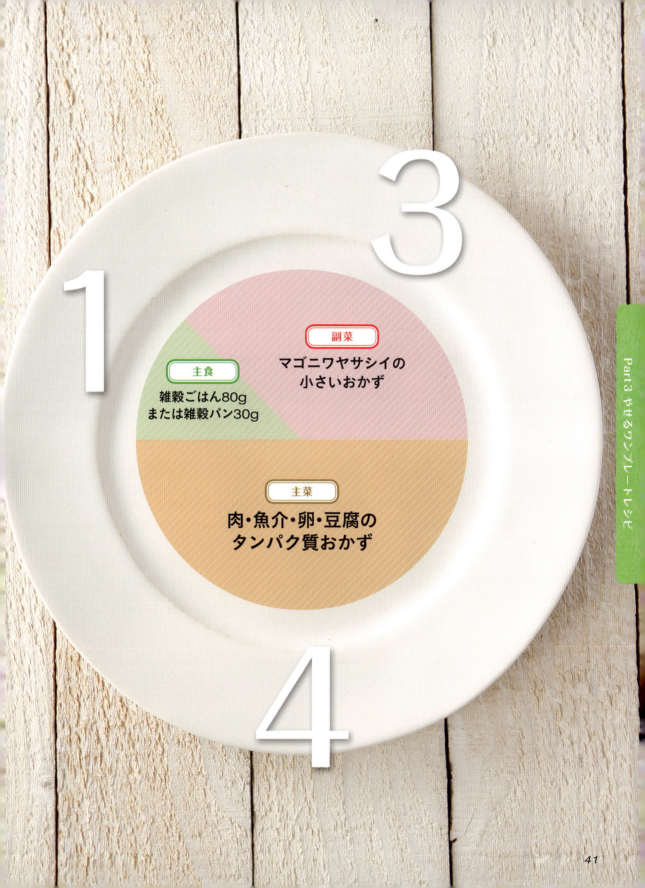

やせるワンプレートRecipe

しっかり食べて満足度アップ！
鶏むね肉の
カチャトーラプレート

1食分
エネルギー **518kcal**
タンパク質 34.3g
脂質 21.2g
炭水化物 43.5g

肉の主菜

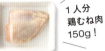
1人分
鶏むね肉
150g！

鶏むね肉のカチャトーラ

材料（2人分）
- 鶏むね肉 ……… 1枚（250〜300g）
- パプリカ（赤・黄）……… 各¼個
- ズッキーニ ……………………… ½本
- なす ……………………………… 1本
- 玉ねぎ …………………………… ¼個
- にんにく ………………………… 1かけ
- オリーブオイル ………… 大さじ½
- 白ワイン ………………… 大さじ2
- ローリエ ………………………… 1枚
- ホールトマト ………………… ½缶
- 塩・こしょう ……………… 各適量
- バジル …………………………… 適宜

作り方
1. 鶏肉は脂身を取り除き、2枚重ねにしたペーパータオルで、余分な水分を取る。ひと口大のそぎ切りにし、塩、こしょうをふる。
2. パプリカは食べやすい大きさ、ズッキーニとなすは1cm幅の輪切りにする。玉ねぎ、にんにくはみじん切りにする。
3. フライパンにオリーブオイルを熱し、強めの中火で鶏肉を皮目からじっくり焼き、裏返して両面焼く。
4. 3の鶏肉を一度取り出し、玉ねぎ、にんにくを加えて強めの中火で炒め、残りの2を加えて炒める。
5. 4に鶏肉を戻し、白ワインを加えて煮立たせ、ローリエ、ホールトマトを加えて中火で20分ほど煮込み、塩、こしょうで味をととのえる。
6. 器に5を盛り、バジルをのせる。

お弁当詰め替え！

おしゃれなパンランチに！
たくさん作って翌日のお弁当にしてもGood！パンを切って詰めれば完成。

主食

雑穀パン ………… 40g

豆の副菜

ミックスビーンズのサラダ

材料（2人分）
- ミックスビーンズ（水煮）… 100g
- 玉ねぎ …………………………… ⅛個
- セロリ …………………………… ⅙本
- レモン汁 ………………… 大さじ½
- オリーブオイル ………… 小さじ½
- 塩・こしょう ……………… 各適量

作り方
1. 玉ねぎ、セロリは薄切りにする。
2. ボウルに1、ミックスビーンズ、レモン汁、オリーブオイル、塩、こしょうを入れ、和える。

やせるPoint！

副菜に豆のタンパク質をプラス！

筋肉や血液を作るために欠かせない栄養素のタンパク質。代謝をあげるために必要な栄養素のひとつでもあります。タンパク質をたっぷりとるために、副菜にはミックスビーンズのサラダを組み合わせて。豆類は不溶性食物繊維も豊富なので便秘解消にも役立ちます。

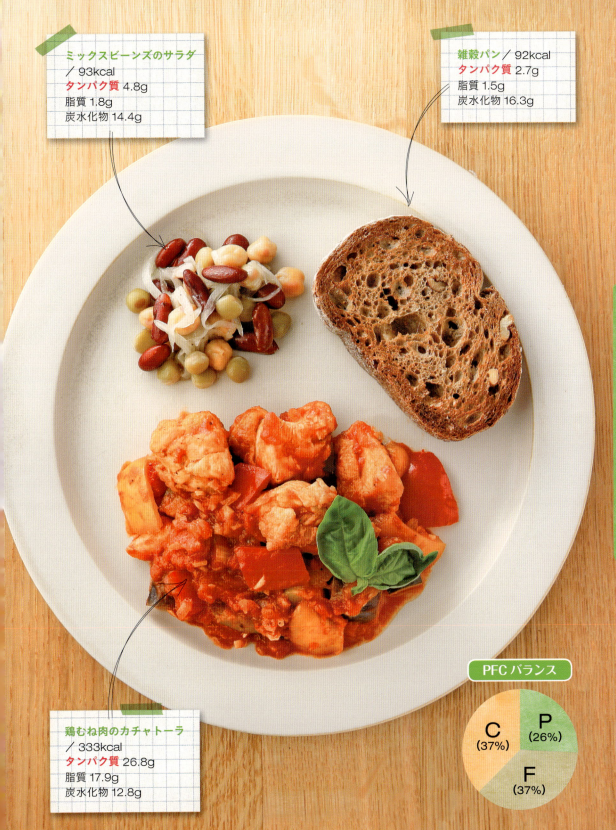

ミックスビーンズのサラダ
／ 93kcal
タンパク質 4.8g
脂質 1.8g
炭水化物 14.4g

雑穀パン／ 92kcal
タンパク質 2.7g
脂質 1.5g
炭水化物 16.3g

鶏むね肉のカチャトーラ
／ 333kcal
タンパク質 26.8g
脂質 17.9g
炭水化物 12.8g

Part3 やせるワンプレートレシピ

PFC バランス

C (37%)
P (26%)
F (37%)

やせるワンプレート Recipe

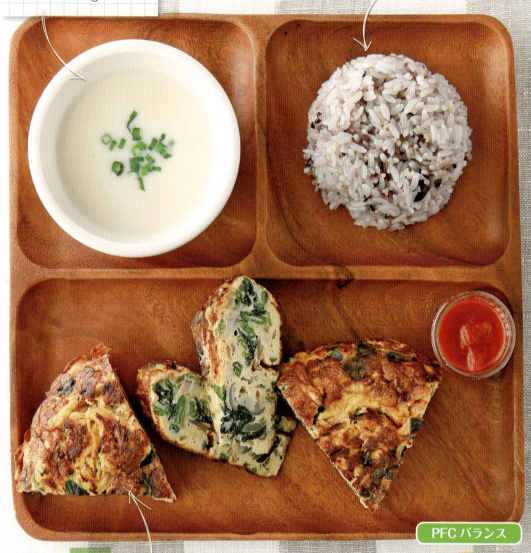

じゃがいもの豆乳スープ
／ 188kcal
タンパク質 5.7g
脂質 8.3g
炭水化物 23.0g

雑穀ご飯／140kcal
タンパク質 2.5g
脂質 0.4g
炭水化物 30.2g

ほうれん草ときのこの
スペインオムレツ
／ 334kcal
タンパク質 24.2g
脂質 22.7g
炭水化物 8.7g

PFC バランス

P (19%)
C (38%)
F (43%)

卵をたっぷり使うのがポイント！

ほうれん草ときのこの スペインオムレツプレート

1食分
エネルギー **662kcal**
タンパク質 32.4g
脂質 31.4g
炭水化物 61.9g

ほうれん草ときのこの スペインオムレツ

（卵の主菜）

1人分 卵2½個 125g！

材料（2人分）
- 卵 ………………… 5個
- ほうれん草 ………… ½束
- しめじ ……………… 1パック
- 玉ねぎ ……………… ½個
- オリーブオイル …… 大さじ½＋大さじ1
- ツナ（水煮） ……… 小1缶
- 塩・こしょう ……… 各適量
- トマトソース ……… 適宜

作り方
1. ほうれん草はゆでてアク抜きをし、水けをきり、3cm幅に切る。しめじは石づきを取ってほぐし、玉ねぎは繊維を断つように薄く切る。
2. フライパンにオリーブオイル大さじ½を熱し、しめじと玉ねぎを強火で炒め、水けをきったツナを加えてさらに炒め、塩、こしょうで味をつける。
3. ボウルに卵を割り入れ、2とほうれん草を加えて混ぜる。
4. フライパンにオリーブオイル大さじ1を熱し、3を流し入れ、中火で時々かき混ぜながら、3分ほど加熱する。固まったらひっくり返し、ふたをして弱火で10分焼く。
5. 器に食べやすい大きさに切った4をのせ、トマトソースを添える。

お弁当詰め替え！

雑穀ご飯で糖質オフ！
具だくさんのオムレツだからボリューム満点。スープは温めなくてもOK。

（主食）
雑穀ご飯 ………… 80g

じゃがいもの 豆乳スープ

（いもの副菜）

材料（4人分）
- じゃがいも ………… 中3個
- セロリ・長ねぎ …… 各1本
- バター ……………… 30g
- 水 …………………… 適量
- ローリエ …………… 1枚
- 塩 …………………… 小さじ½
- 豆乳 ………………… 400〜500ml
- 塩・こしょう ……… 各適量
- 万能ねぎ（小口切り） 適宜

作り方
1. セロリ、長ねぎは斜め薄切りにし、じゃがいもは薄い輪切りにする。
2. フライパンにバター、セロリ、長ねぎを入れ、中火で焦がさないようにしんなりするまで炒める。じゃがいもを加え、バターが回るまで炒める。
3. 2にひたひたの水、ローリエ、塩小さじ½を加え、じゃがいもがやわらかくなるまで強めの中火で煮る。
4. 3の粗熱を取り、ローリエを取り除き、フードプロセッサーでなめらかになるまで撹拌する。
5. 4を鍋に移し、お好みの濃度になるまで豆乳でのばし、塩、こしょうで味をととのえ、万能ねぎをかける。

やせるPoint!

栄養バランスのよい具材をたっぷり

きのこ類は食物繊維やビタミンB群が豊富な上、低カロリー食材なのでダイエット中の食事におすすめ。タンパク質をたっぷりの卵で補い、具材のほうれん草は、貧血防止の鉄分や抗酸化作用の高いβ-カロテン、美肌効果が期待できるビタミンCが豊富です。

Part3 やせるワンプレートレシピ

45

> やせるワンプレート Recipe

1食分
エネルギー **351**kcal
タンパク質 22.5g
脂質 19.5g
炭水化物 18.0g

噛みごたえのある具材でボリューム満点
チャプチェプレート

チャプチェ

肉の主菜

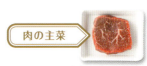
1人分 牛もも肉 100g!

材料（2人分）
牛もも肉	200g
にんじん	½本
きくらげ（戻す）	3枚
いんげん	5本
しめじ	½パック
しらたき	180g
にんにく（みじん切り）	1かけ分
ごま油	大さじ½
酒・しょうゆ・みりん	各大さじ1
塩・こしょう	各適量
白いりごま	小さじ1

作り方
1 牛肉は5mm幅に切り、塩、こしょう適量（分量外）で下味をつける。にんじん、きくらげはせん切り、いんげんは斜め切りにする。しめじは石づきを取ってほぐし、しらたきはさっと洗い、水けをきってざく切りにする。

2 フライパンににんにくとごま油を入れ熱し、香りが出たら強火で牛肉を炒める。色が変わったら残りの1を加え、さらに炒める。

3 2に酒を加えて煮立たせ、しょうゆ、みりんを加え、塩、こしょうで味をととのえる。

4 器に4を盛り、白いりごまをふる。

わかめスープ

海藻類の副菜

材料（2人分）
わかめ（乾燥）	3g
A [水	400㎖
鶏がらスープの素	小さじ1
酒]	大さじ1
万能ねぎ	2本
塩、こしょう	各適量
ごま油	少々

作り方
1 鍋にAを入れ沸騰させる。万能ねぎは斜め切りにする。

2 1の鍋にわかめ、万能ねぎを加え、塩、こしょうで味をととのえ、ごま油をたらす。

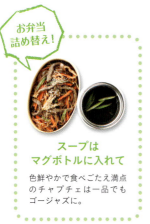

お弁当詰め替え！
スープはマグボトルに入れて
色鮮やかで食べごたえ満点のチャプチェは一品でもゴージャスに。

やせるPoint!
ご飯の代わりにしらたきで代用！
主食をご飯の代わりにしらたきにすれば、カロリー・糖質ともに抑えることができ、ダイエットに最適です。しらたきは噛みごたえやボリュームがあって満腹感を得ることができますが、消化が早いので、肉などのタンパク質もしっかり食べましょう。

わかめスープ
／ 34kcal
タンパク質 0.4g
脂質 2.1g
炭水化物 2.2g

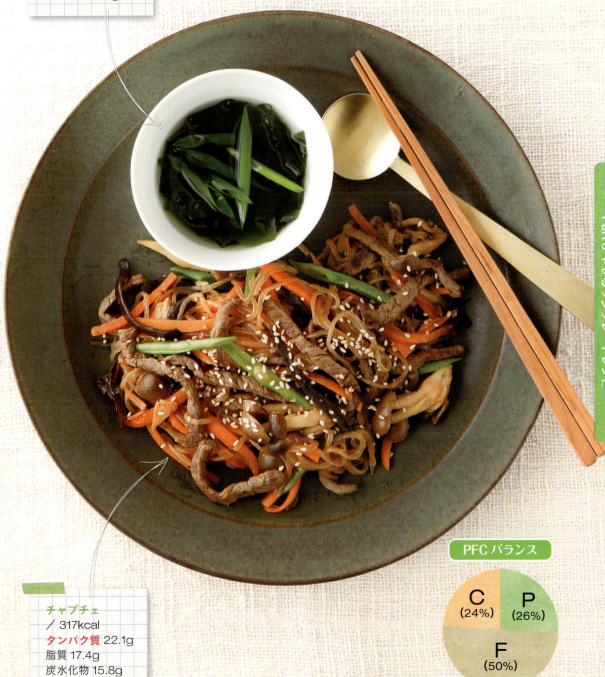

Part3 やせるワンプレートレシピ

チャプチェ
／ 317kcal
タンパク質 22.1g
脂質 17.4g
炭水化物 15.8g

PFC バランス

C (24%)
P (26%)
F (50%)

やせるワンプレート Recipe

タンパク質と野菜でしっかり栄養
ちゃんちゃん焼きプレート

1食分
エネルギー **473**kcal
タンパク質 **32.3g**
脂質 **6.8g**
炭水化物 **61.1g**

魚の主菜 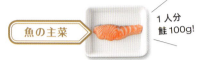 1人分 鮭100g!

ちゃんちゃん焼き

材料(2人分)
- 鮭 …………………… 200g
- キャベツ …………… ¼個
- 長ねぎ ……………… 1本
- にんじん …………… ½本
- グリーンアスパラガス … 5本
- 塩 …………………… 小さじ½
- 酒 …………………… 50㎖
- A□みそ・みりん …… 各大さじ2

作り方
1 キャベツはざく切りにする。長ねぎ、アスパラガスは斜め切り、にんじんは縦半分に切り、斜め切りにする。

2 フライパンにキャベツ、長ねぎ、にんじん、アスパラガス、鮭の順にのせ、塩をふり、酒を回しかける。ふたをして中火で5分ほど加熱し、器に盛る。

3 Aを中火で軽く煮詰め、2にかける。

野菜の副菜

小松菜としめじのおすまし

材料(2人分)
- 小松菜 ……………… ½株
- しめじ ……………… ¼パック
- 和風だし汁 ………… 300㎖
- 酒 …………………… 大さじ2
- しょうゆ …………… 小さじ½
- 塩 …………………… 適量

作り方
1 小松菜は2cm幅のざく切り、しめじは石づきを切り落としてほぐす。

2 鍋に和風だし汁、酒を入れて火にかけ、沸騰したら1を加え、再沸騰させる。

3 2にしょうゆを加え、塩で味をととのえる。

主食

玄米おにぎり … 80g

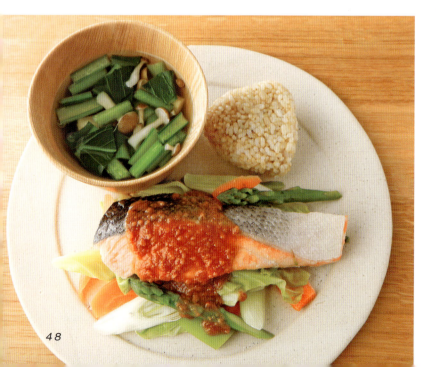

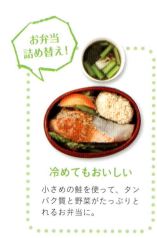

お弁当詰め替え!

冷めてもおいしい
小さめの鮭を使って、タンパク質と野菜がたっぷりとれるお弁当に。

ほろ苦いゴーヤがアクセント
ゴーヤチャンプループレート

1食分
エネルギー **658**kcal
タンパク質 42.7g
脂質 29.4g
炭水化物 49.0g

1人分
木綿豆腐 100g!
卵 1個 50g!
豚ロース肉 100g!

大豆製品の主菜

ゴーヤチャンプルー

材料（2人分）
- ゴーヤ ……… 1本
- 和風だしの素 ……… 小さじ½
- 長ねぎ ……… ½本
- 島豆腐（または木綿豆腐）… 200g
- 卵 ……… 2個
- A ┌ みそ・しょうゆ・みりん
      ……… 各大さじ1
- 豚ロースしゃぶしゃぶ用肉
  ……… 200g
- 塩・こしょう ……… 各適量
- 紅花油 ……… 大さじ1
- 酒 ……… 大さじ1

作り方
1. ゴーヤは縦に半分に切って種とワタを取り除き、5mm幅に切って和風だしの素を和える。長ねぎは斜め切り、豆腐は縦半分に切り、横にして1cm幅に切る。卵は大きめの炒り卵を作っておき、**A**は混ぜておく。
2. 豚肉は食べやすい大きさに切り、湯通して油抜きする。
3. フライパンに紅花油を熱し、**2**を強火で炒める。ゴーヤ、長ねぎを加えて炒め、酒を加えて煮立たせる。
4. **3**に島豆腐、**A**を加えて炒め、塩、こしょうで味をととのえる。最後に炒り卵を加えて混ぜる。

野菜の副菜

トマトサラダ

材料（2人分）
- トマト ……… 大1個
- オリーブオイル ……… 小さじ½
- 塩 ……… 小さじ¼

作り方
1. トマトはひと口大に切る。
2. ボウルに全ての材料を入れ、和える。

主食

雑穀ご飯 ……… 80g

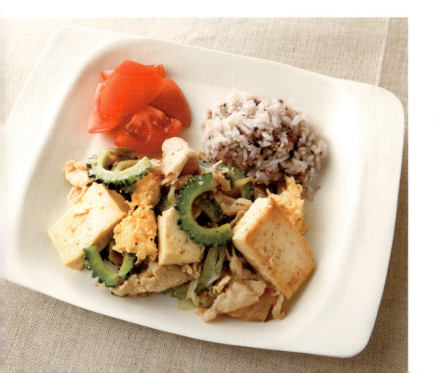

お弁当詰め替え！

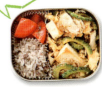

赤・黄色・緑と鮮やか

豚肉・豆腐・卵でタンパク質がたっぷり！ 栄養満点のお弁当に。

骨と筋肉が衰えないダイエット Q&A③

Q どうしてもおなかがすいてしまったときは、何を食べればいいでしょうか？

A 糖質が少ないものをオススメします！

ゆで卵が栄養価も高いのでおすすめです。サラダチキンやスルメといった高タンパクな食べ物もよいでしょう。高脂質なチーズやナッツ、ビターチョコもよいのですが、ナッツやチョコはとまらなくなる人もいるので注意。夕方の空腹は、お昼のおかずが足りなかったととらえ、お昼のおかずを増やしてみるのも手です。間食は栄養補給になるような食材をとるつもりで、空腹を紛らわすためにとるのとは違うという認識を持ちましょう。

Q ハムやソーセージなどの肉加工品も肉なので、たくさん食べて大丈夫ですか？

A 加工品はできるだけ避けて。

加工食品は保存料をはじめ添加物が多く、あまり積極的にとるべきではありません。タンパク源ではありますが、ほぼ原形のサラダチキンなどに比べて、ハムやソーセージ、ミートボールなどは肉質があまりよくなかったり、腸内の悪玉菌を増やすような添加物が多いため、積極的に食べるのは避けたほうがよいでしょう。全く食べてはいけないというわけではありませんから、全て拒否する必要はありません。

Q お菓子の代わりに、ビタミンたっぷりの果物ならたくさん食べてもいいですか？

A ビタミンの豊富さより果糖の多さが目立ちます。

果物はビタミンの宝庫のようなイメージがありますが、それであれば緑黄色野菜のほうがよほど優秀です。果物は果糖をはじめ、糖質が多いのが特徴です。アボカドのような糖質がほとんどない果物は別として、糖質が少なめのブルーベリーでさえ、あまりガツガツ食べることはおすすめしません。時々食べるご褒美のような食べ方ならいいですが、フルーツジュースやドライフルーツなども、同じ理由でたくさん食べるのは避けましょう。

Q グリーンスムージーや酵素ジュースを飲んでいますが、やせないのはなぜですか？

A それらに含まれている栄養素がわかってないから。

まず、原材料が何かしっかり考えてみましょう。グリーンスムージーにフルーツがしっかり入っているなら、いくら緑でもフルーツジュースを飲んでいるのと同じです。酵素ジュースの原材料は おそらく「甘い何か」だと思います。ビタミン、ミネラルが含まれていたとしても、mgの世界ですが、糖質がg単位でたくさん入っていれば、そのメリットは打ち消されます。やせない理由は明確ですから、効果を感じないなら飲むのをやめましょう。

Part 4

◢ 40歳以上でも ◣
やせる！主菜＆副菜おかず

やせにくい体質に変貌する40代でも、やせる食材を効率よく食べることで、骨も筋肉も衰えずやせることができます。ここでは、食べて健康的にやせるおかずをご紹介します。

肉を制して、代謝を

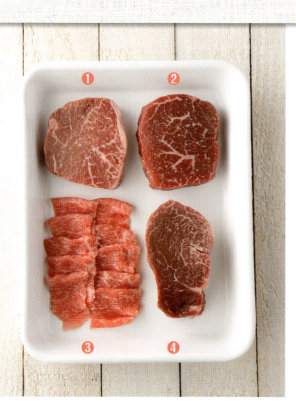

牛肉
牛肉のタンパク質には必須アミノ酸が豊富

❶ 牛ヒレ肉
高タンパク・低脂肪でダイエット向き。ステーキで食べるときは、ソースの味を変えるだけでバリエーション豊かに。ほかに、カレーやビーフシチューなど。

❷ 牛もも肉
脂肪分が少なく、脂身を削げばヒレ肉より低脂肪で、かつリーズナブルなので使いやすい部位です。カレーやステーキ、すき焼き、煮込み料理など。

❸ 牛薄切り肉
牛薄切り肉は、野菜を巻くなど調理のアレンジが自在なので便利です。しゃぶしゃぶ、炒め物、肉じゃが、プルコギなど。脂身が少ないものを選んで。

❹ 牛ランプ肉
腰からお尻にかけての部位にある赤身肉で、クセもなくやわらかい食感です。ステーキやローストビーフ、すき焼きなどに。さっと焼いてたたきにしても◎。

豚肉
糖質の代謝を促進するビタミンB_1が豊富

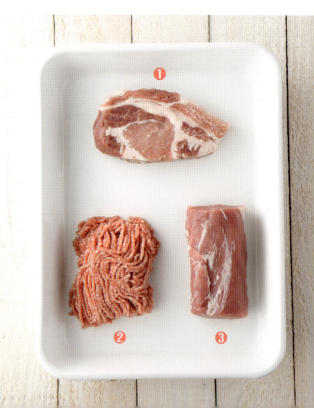

❶ 豚ロース肉
ヒレ肉に比べ脂質が多いので、なるべく脂身の少ないものを選びましょう。豚テキ、しょうが焼き、ステーキなど。野菜との相性も抜群。

❷ 豚赤身ひき肉
タンパク質、ビタミンB_1が豊富で脂質は少なめ。ハンバーグ、そぼろあんかけ、肉団子など。ひき肉は傷みやすいので早めに使い切りましょう。

❸ 豚ヒレ肉
ビタミンB_1の含有量が多く、しっとりやわらかい。焼き物や炒め物、煮込みなど。かたまり肉はゆで豚などにして作りおきしておくと便利です。

上げる！

代謝を上げる食事の決め手は主菜。
メイン料理はカロリーにとらわれず、
肉でガッツリ動物性タンパク質をとって代謝アップ！

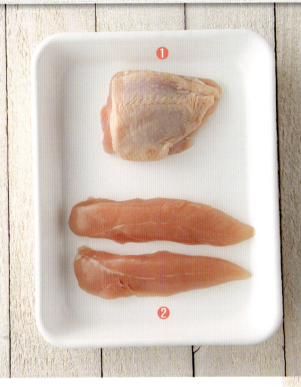

鶏肉
ダイエット食には かかせない最も優秀な肉

❶ 鶏むね肉
高タンパク・低脂肪でコストパフォーマンスもよい鶏むね肉。ダイエット中の調理では、皮をはぐほうがベター。カロリーカットできます。焼き物、炒め物、蒸し物、煮込みなど。

❷ 鶏ささみ肉
高タンパク・低脂肪で淡白な味わいが特徴。最もポピュラーなダイエット向きの鶏肉。筋はフォークなどで簡単に取れます。焼き物、炒め物など。蒸したささみをほぐしてサラダに入れても◎。

レバー
血抜きは流水で流して、 臭みは牛乳や塩水で処理

❶ 鶏レバー
レバーのなかでは最も低カロリー。甘辛煮、レバーペースト、レバニラなど。脂溶性ビタミンのビタミンAを多く含むため、食べすぎは下痢などを起こす場合があるので注意しましょう。

❷ 豚レバー
鶏・牛よりビタミンAと鉄分の含有量が多い。貧血防止だけでなく、肌のくすみや美肌効果も期待できます。炒め物、煮物、レバーペーストなど。鶏レバーと同様、食べすぎに注意が必要です。

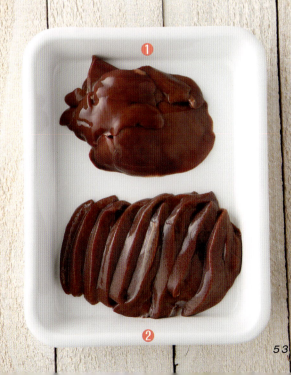

主菜：鶏肉 Recipe

ノンオイルでもしっとりおいしい！
鶏むね肉のタンドリーチキン

1人分 鶏むね肉 150g！

材料 (2人分)
- 鶏むね肉 …… 1枚(250〜300g)
- 塩・こしょう ……………… 各適量
- A
  - カレー粉 …………… 大さじ½
  - しょうが・にんにく（すりおろし）‥ 各1かけ分
  - 水きりヨーグルト(右下参照) ……………………… 30g
  - コンソメスープの素 ……………………… 小さじ1
- キャベツ ………………………… 3枚
- にんじん ………………………… ⅓本

作り方

1. 鶏肉は脂身を取り除き、2枚重ねにしたペーパータオルで余分な水分を取る。4等分にそぎ切りにし、塩、こしょうをふる。

2. ボウルにAを入れてよく混ぜ、1に塗る。保存袋に入れて半日漬け込む。

3. 2をグリルで15〜20分ほど、両面に焦げ目がつくまで焼く。

4. せん切りにしたキャベツとにんじんを器に盛り、3をのせる。

調理Point!

一晩漬けてしっとり仕上げ
ヨーグルトの酵素の働きで、パサつきがちなむね肉がやわらかくしっとりとします。

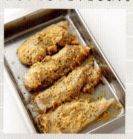

水きりヨーグルトを作る
ボウルにザルをのせ、ペーパータオルを敷き、プレーンヨーグルトをのせ、冷蔵庫に入れて半日ほどおく。

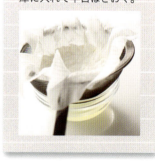

食材栄養memo 鶏肉

鶏むね肉	タンパク質 / ビタミンA	ビタミン、ミネラルが多く含まれているが、皮がある分、ささみよりも高カロリー。
鶏ささみ	タンパク質	鶏肉のなかで最も高タンパク・低脂肪。ダイエット中や筋肉をつけたい人におすすめ。
鶏もも肉	タンパク質 / ビタミンB_2	脂肪分が多いが、ビタミンB_2やビタミンB_{12}が豊富。エネルギー代謝をサポート。

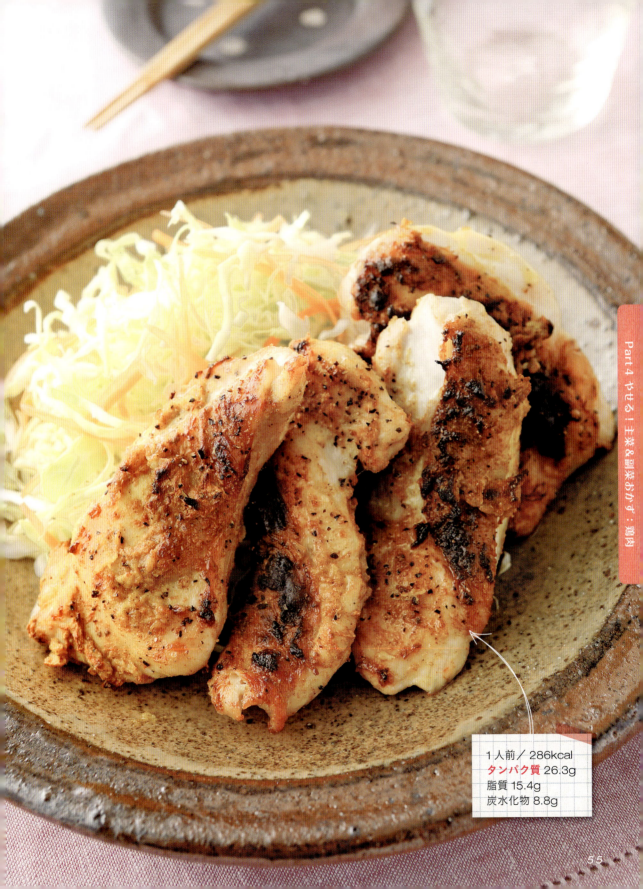

Part 4 やせる！主菜＆副菜おかず：鶏肉

1人前／286kcal
タンパク質 26.3g
脂質 15.4g
炭水化物 8.8g

主菜：鶏肉 Recipe

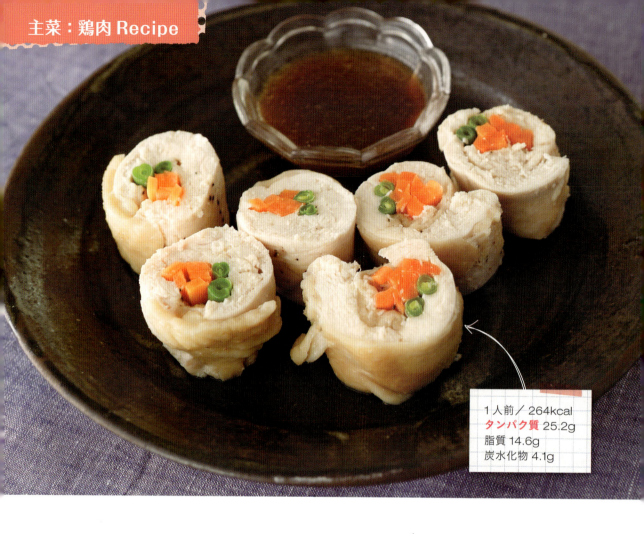

1人前／264kcal
タンパク質 25.2g
脂質 14.6g
炭水化物 4.1g

低カロリーの鶏むね肉を使って！
スチームロールチキン

1人分 鶏むね肉 150g！

材料（2人分）
鶏むね肉 …… 1枚（250～300g）
にんじん …………………… 1/4本
いんげん …………………… 4本
塩・こしょう ……………… 各適量
酒 ………………………… 大さじ2
ポン酢しょうゆ …………… 適量

作り方

1 にんじんは5cmの長さの細切り、いんげんは5cm幅に切る。

2 鶏肉は半分に切ってから観音開きにし、塩・こしょうをふる。

3 2に1をのせて巻き、酒をかけラップでぴっちりと包む。

4 3を耐熱皿にのせ、電子レンジで3分加熱し、ひっくり返して2分加熱する。

5 粗熱が取れたら3等分に切って器に盛る。ポン酢と4の煮汁を混ぜてソースを作り、添える。

やせるPoint!

**電子レンジで蒸すから
カロリーダウン！**

高タンパクで低カロリーの鶏むね肉。皮をはいでから調理すると、よりカロリーダウンできます。油不使用、ラップでぴっちり包んで電子レンジで蒸すだけの時短調理。肉で巻いたにんじんといんげんは、抗酸化作用の高いβ-カロテンが豊富です。

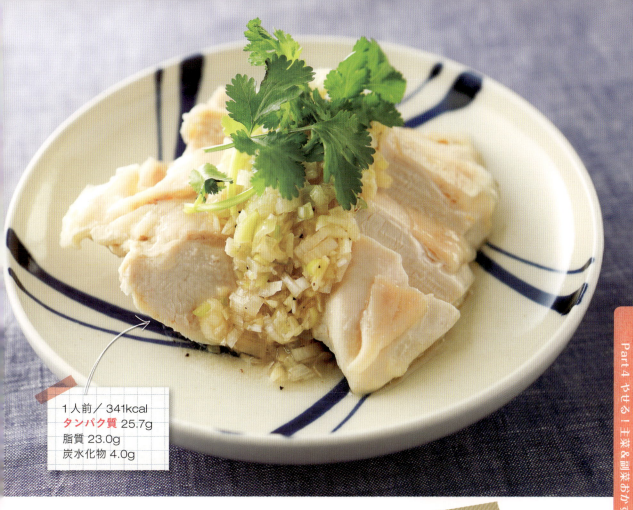

1人前／341kcal
タンパク質 25.7g
脂質 23.0g
炭水化物 4.0g

Part4 やせる！主菜＆副菜おかず：鶏肉

香味野菜とごま油が食欲をそそる
さっぱり棒棒鶏
（バンバンジー）

1人分
鶏むね肉
150g！

材料（2人分）

鶏むね肉 …… 1枚（250〜300g）
塩・こしょう ……………… 各適量
酒 ………………………… 大さじ1
A ┌ 長ねぎ（青い部分）・
　└ しょうがの皮 …… 各適量
B ┌ 長ねぎ（みじん切り）… ½本分
　│ しょうが（みじん切り）
　│ …………………… 1かけ分
　└ ごま油・白すりごま
　　　　　　　　 各大さじ1
パクチー ……………………… 2株

作り方

1 鶏肉は塩、こしょうをして耐熱皿にのせ、Aをのせ、酒を回しかける。ふんわりラップをして電子レンジで3分加熱する。ひっくり返して2分加熱し、そのまま5分おく。

2 ボウルにB、1の煮汁を入れてよく混ぜる。

3 1を食べやすい薄さに切って器に盛り、2をかけ、パクチーをのせる。

やせるPoint！

**しっとり蒸し鶏も
電子レンジで！**

レンジで加熱するだけなのに、肉汁たっぷり、ふっくらと仕上がります。レンジ加熱後は、レンジ内でラップをかけたまましばらく置くと、余熱で酒蒸し状態となるためパサつきが抑えられます。余分な脂も落ちるからヘルシー。

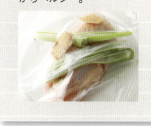

主菜：鶏肉 Recipe

1人分
鶏ささみ
150g！

作りおきした鶏ハムを使えば簡単！
ささみの柚子こしょう焼き

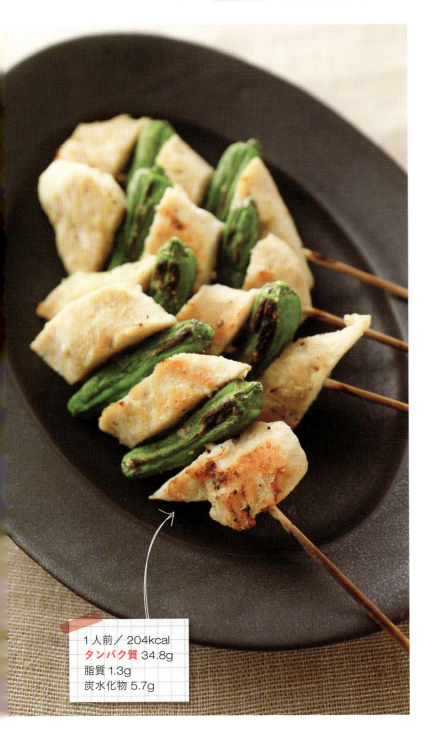

1人前／204kcal
タンパク質 34.8g
脂質 1.3g
炭水化物 5.7g

材料（2人分）

鶏ハム
- 鶏ささみ …… 4本（300〜350g）
- 塩・こしょう ………… 各適量
- 長ねぎ（青い部分）・しょうがの皮 …… 各適量
- 酒 ………………… 大さじ2

しし唐辛子 ………………… 8本

A
- 柚子こしょう …… 小さじ2
- 酒 ………………… 大さじ½
- みりん …………… 大さじ1
- 塩 ………………… 小さじ½

作り方

1　鶏ハムを作る。ささみは塩、こしょうをして耐熱皿にのせ、長ねぎ、しょうがの皮をのせ、酒を回しかける。ふんわりラップをして電子レンジで2分加熱する。ひっくり返して1分30秒加熱し、そのまま3分ほどおく。

2　鶏ハムは3等分に切り、しし唐辛子と交互に串に差す。

3　Aをよく混ぜ、2にハケで塗りながら表面に焼き色が着くように焼く。

やせるPoint！
鶏ハムをまとめて作っておく！

作りおきした鶏ハムを使えば簡単。ちょっとしたおつまみにもなります。ヘルシーなささみと油不使用の調理法でしっかりカロリーダウン。しし唐辛子は、活性酸素を抑制するβ-カロテン、美肌効果があるビタミンC、高血圧を予防するカリウムなどが豊富です。

シャキシャキしたかぶがおいしい
ささみとかぶのマスタードサラダ

1人分
鶏ささみ
150g！

材料（2人分）
鶏ハム（P.58） ……………… 4本
かぶ ……………………… 大2個
A ┌ 粒マスタード ……… 大さじ1
  │ コンソメスープの素 小さじ½
  │ オリーブオイル・はちみつ
  └ ……………… 各小さじ1

作り方
1　かぶは皮をむき、茎を2cm残して8等分のくし形切りにする。鶏ハムは食べやすい大きさに裂く。

2　保存袋にAを入れ、1を加えてよく混ぜる。袋の空気を抜いて口を閉じ、冷蔵庫で1時間ほど漬け込む。

1人前／203kcal
タンパク質 24.9g
脂質 4.5g
炭水化物 12.1g

やせるPoint!
**かぶの歯ごたえで
ボリュームアップ**

タンパク質は鶏肉でしっかりとり、ビタミンCやカリウム、食物繊維、胃腸の働きを促す消化酵素が豊富なかぶは、生のまま食べることで咀嚼回数が増え、満腹中枢が刺激されて満腹感を得ることができます。また、よく噛んで食べることにより代謝がアップします。

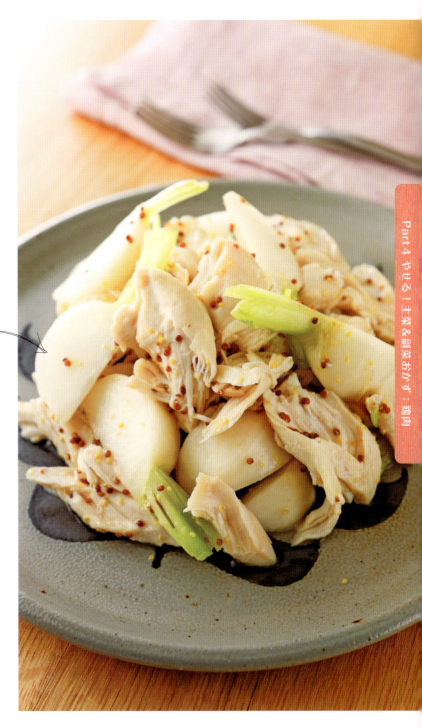

Part4 やせる！主菜&副菜おかず：鶏肉

主菜：豚肉 Recipe

豚のみそ漬け
油っぽくなくさっぱりと食べられる

1人分
豚ロース肉
150g!

材料 (2人分)
豚肩ロースステーキ用肉 …………… 2枚 (300g)
A ┌ みそ ……… 大さじ2〜3
　 └ はちみつ ……… 小さじ1
クレソン ……………… 1束

作り方
1 豚肉をペーパータオルでしっかり包んで密着させ、混ぜ合わせたAを両面にまんべんなく塗る。ラップをし、保存袋に入れて半日、冷蔵庫で寝かす。

2 1をペーパータオルごとはがし、グリルで両面こんがりと色がつくまで焼く。

3 器に2をのせ、クレソンを添える。

調理Point!

しっかり下味をつける

下味をつける前に、肉からでたドリップをペーパータオルでしっかり拭き取りましょう。

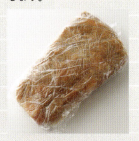

調味液が肉をやわらかくする

下味をつけた肉は、調味液が染み込みジューシーに仕上がります。

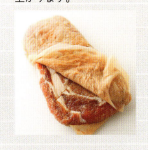

食材栄養memo 豚肉

豚肩ロース肉 〔タンパク質〕〔ビタミンB1〕
高タンパクでヒレ肉と比べると脂質は多め。ビタミンB1やナイアシンが豊富。

豚ヒレ肉 〔タンパク質〕〔ビタミンB1〕
脂質はロースの半分以下で、豚肉の中で最も低カロリー。ビタミンB1、B6、ミネラルが豊富。

豚ひき肉 〔タンパク質〕〔ビタミンB1〕
高タンパクだが、鶏ひき肉に比べると脂質は多い。ビタミンB1、ビタミンB6が豊富。

豚赤身肉 〔タンパク質〕〔ビタミンB1〕〔カリウム〕
豚赤身肉は高タンパク、低脂肪。ビタミンB1、B6、カリウムが豊富。

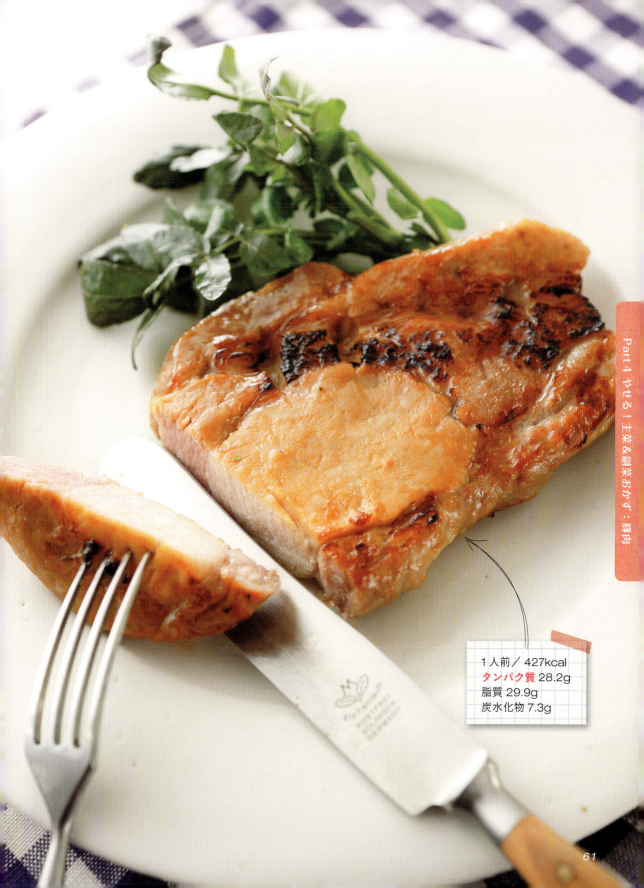

Part4 やせる！主菜&副菜おかず：豚肉

1人前／ 427kcal
タンパク質 28.2g
脂質 29.9g
炭水化物 7.3g

主菜：豚肉 Recipe

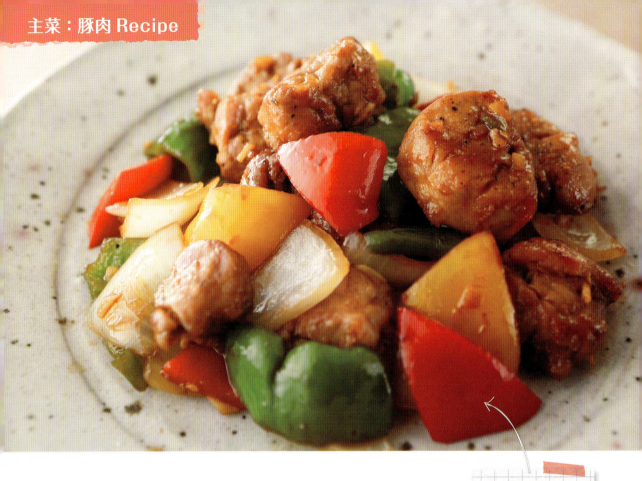

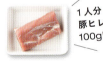
1人分
豚ヒレ肉
100g!

1人前／228kcal
タンパク質 25.5g
脂質 5.2g
炭水化物 15.5g

黒酢のまろやかな酸味がクセになる
黒酢の酢豚

材料（2人分）
- 豚ヒレ肉 ………………… 200g
- 塩・こしょう・小麦粉 …… 各適量
- パプリカ（赤・黄） ……… 各1/4個
- ピーマン ………………… 2個
- 玉ねぎ …………………… 1/2個
- A
  - 黒酢 …………………… 大さじ2
  - みりん・しょうゆ ……… 各大さじ1
  - 鶏がらスープの素 ……… 小さじ1/2
  - 水 ……………………… 大さじ2
- 揚げ油 …………………… 適量
- 酒 ………………………… 大さじ1
- B
  - にんにく・しょうが …… 各1かけ

作り方

1 豚肉は隠し包丁を入れ、2cm角に切り、塩、こしょうをふり、小麦粉を薄くまぶす。

2 パプリカ、ピーマンはヘタと種を取ってひと口大に切る。玉ねぎもひと口大に切る。Aはよく混ぜておく。Bはみじん切りにする。

3 小さめの鍋に2cmほど油を入れ、170℃に熱し1を揚げる。

4 フライパンに3の豚肉、2の野菜を入れて強火で炒め、酒を加え煮立たせる。Aを加え、強火で煮絡める。

やせるPoint!

揚げ油をきちんと選ぶ！

肉は菜種油や紅花油を使って短時間で揚げるのがポイント。彩りには、抗酸化作用があるパプリカやピーマンを使いましょう。黒酢に含まれるクエン酸は、基礎代謝が活発になるため、脂肪燃焼しやすくなります。ダイエット中にとりいれたい調味料のひとつです。

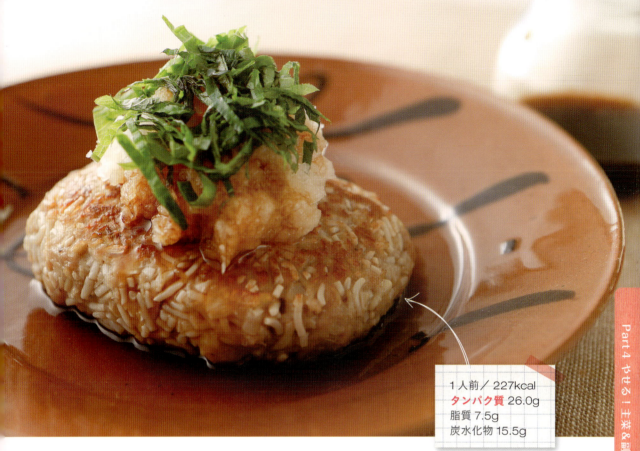

1人前／227kcal
タンパク質 26.0g
脂質 7.5g
炭水化物 15.5g

えのきとしらたきでかさ増しだねに
赤身豚ひき肉の和風ハンバーグ

1人分
豚ひき肉
100g!

材料（2人分）

豚ひき肉（赤身）	200g
えのきたけ	½パック
しらたき	150g
長ねぎ	½本
和風だしの素	小さじ½
A ┌ 片栗粉・白いりごま	各大さじ1
└ 塩	小さじ½
紅花油	大さじ½
大根おろし	⅕本分
青じそ（せん切り）	2枚分
ポン酢しょうゆ	適量

作り方

1 えのきたけ、しらたき、長ねぎはみじん切りにし、耐熱容器に入れる。和風だしの素を加えてよく混ぜ、ふんわりラップをし、電子レンジで2〜3分加熱する。

2 1の粗熱が取れたら、ひき肉、Aを加えてよく混ぜ、2等分にし小判形に成形する。

3 フライパンに紅花油を熱し、2を入れて強めの中火で片面をこんがり焼き、ひっくり返してふたをし、弱火で15分ほど焼く。

4 器に3を盛り、大根おろし、青じそをのせ、ポン酢しょうゆをかける。

やせるPoint!
かさ増し＆大根おろしがポイント！

ハンバーグだねに、脂の少ない赤身を使うのはもちろん、えのきとしらたきでかさ増しすればカロリーダウン。噛みごたえもあるので咀嚼回数も増えます。大根おろしの辛み成分のイソチオシアネートは、美容効果のほか、むくみ防止、代謝アップが期待できます。

主菜：豚肉 Recipe

切り目を入れて味も見た目も本格的に 豚テキ

1人分
豚ヒレ肉
100g!

材料（2人分）

- 豚ヒレ肉 …………………… 200g
- 塩・こしょう …………… 適量
- 小麦粉 …………………… 大さじ1
- 紅花油 …………………… 大さじ½
- 酒 ………………………… 大さじ1
- A［しょうゆ・みりん
　　………………… 各大さじ1］
- キャベツ（せん切り）…… 4枚分
- 貝割れ菜 ………………… ½パック

作り方

1　豚肉は4等分にそぎ切りにし、両面さいの目に隠し包丁を入れる。形を整えて塩、こしょうをし、小麦粉を薄くまぶす。

2　フライパンに紅花油を熱し、1を入れて強めの中火で焼く。焼き目がついたらひっくり返し、酒を回しかけて、ふたをし、弱火で5分ほど焼く。

3　豚肉を一度取り出し、Aを加えて中火で沸騰させ、豚肉を戻し入れ、絡める。

4　キャベツと貝割れ菜を混ぜて器に盛り、3をのせる。

やせるPoint!

タンパク質をとって代謝アップ

筋力が落ちた、疲れやすいと感じたときにしっかり食べたいのが、疲労回復に効果的な豚肉。ヒレ肉の豚テキは、低脂肪なのでそこまで神経質にならなくても大丈夫。タンパク質をとって筋力をつけましょう。抗酸化作用のあるビタミンCが豊富なキャベツを添えて。

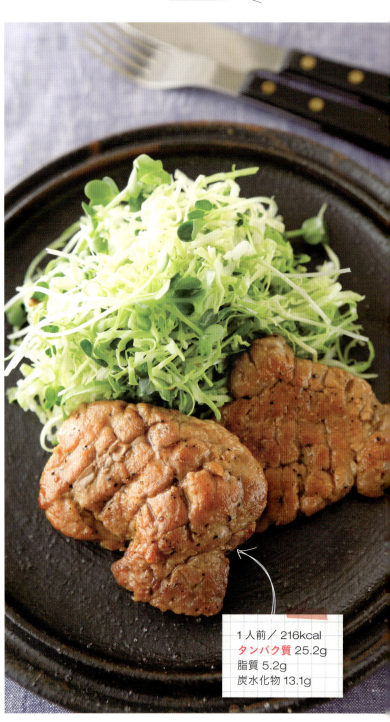

1人前／216kcal
タンパク質 25.2g
脂質 5.2g
炭水化物 13.1g

1人分
豚ロース肉100g!

脂抜きした豚肉だからヘルシー！ # 豚しゃぶサラダ

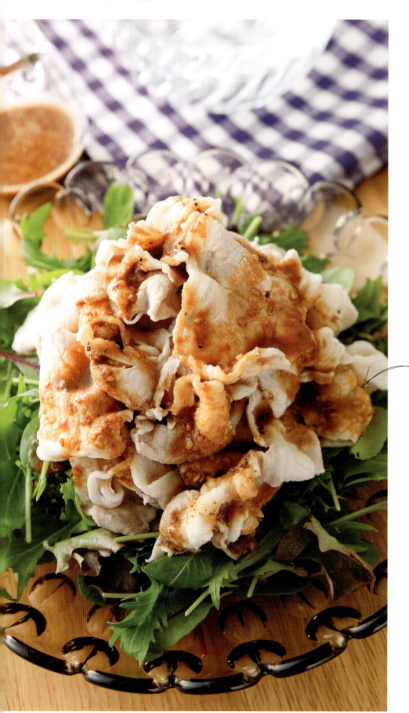

材料（2人分）

豚ロース赤身肉（しゃぶしゃぶ用）
　　　　　　　　　　　　200g
A ┌ 黒酢・みりん・しょうゆ
　 └　　　　　　　　各大さじ1
B ┌ 白すりごま　　　　大さじ2
　 │ ごま油　　　　　大さじ½
　 └ 塩・こしょう　　　各適量
ベビーリーフ　　　　　1パック

作り方

1　鍋に水適量と酒50㎖（分量外）を入れて強火にかける。沸騰したら豚肉を入れ、火が通ったら氷水にとり、脂抜きをする。

2　耐熱ボウルにAを入れ、電子レンジで30〜40秒加熱し、Bを加え、よく混ぜる。

3　器にベビーリーフを敷き、1をのせ、2をかける。

1人前／268kcal
タンパク質 25.9g
脂質 13.5g
炭水化物 8.0g

Part4 やせる！主菜＆副菜おかず：豚肉

やせるPoint!
脂抜きでカロリーダウン

脂分が多めのロース赤身肉は、脂抜きすることによってカロリーダウンできます。ごまに含まれる鉄分は、ベビーリーフに含まれるビタミンCと一緒にとることでコラーゲンが合成しやすくなるでしょう。また、ごまに含まれるセサミンで代謝アップが期待できます。

65

主菜：牛肉 Recipe

存在感のあるランプ肉でゴージャスに
ランプステーキ

1人分
牛ランプ肉
125g！

材料（2人分）
- 牛ランプ肉 ………… 250g
- 塩・こしょう ……… 各適量
- にんにく …………… 2かけ
- 紅花油 …………… 大さじ½
- 酒 ………………… 大さじ1
- しょうゆ・みりん … 各大さじ1
- クレソン …………… 1束
- 大根おろし ………… ⅕本分

作り方
1. 牛肉は室温に戻し、塩、こしょうをする。にんにくは半分に切り、芽を取り除いて包丁で潰す。
2. フライパンににんにく、紅花油を入れて熱し、牛肉を強火で片面こんがりと焼き、ひっくり返す。
3. **2**に酒をかけ、ふたをして火を止め、5分ほどおく。牛肉を取り出して器にのせる。
4. **3**のフライパンにしょうゆ、みりんを入れ、煮詰める。
5. お皿にランプ肉をのせ、クレソン、大根おろし、にんにくを添え、**4**をかける。

やせるPoint!
パワーアップ したいときに
ボリューム満点のステーキは、脂肪分が比較的少ないランプ肉と代謝アップが期待できる大根おろしでさっぱりと食べましょう。クレソンに含まれる辛み成分のシニグリンは、肉の脂肪の消化を高める働きがあるので肉料理のつけあわせに最適です。

食材栄養memo 牛肉

食材	栄養	説明
牛ランプ肉	タンパク質／鉄分／亜鉛	高タンパク、低脂肪のやわらかい赤身肉。鉄分が多く、ビタミンB_6、亜鉛も豊富。
牛赤身肉	タンパク質／鉄分／亜鉛	赤身には、余分な脂肪を燃焼させてエネルギーに変えるカルニチンが豊富に含まれる。
牛ヒレ肉	タンパク質／鉄分／亜鉛	牛肉のなかでは低脂肪。鉄分が多く、亜鉛、ビタミンB_6、B_{12}なども豊富。

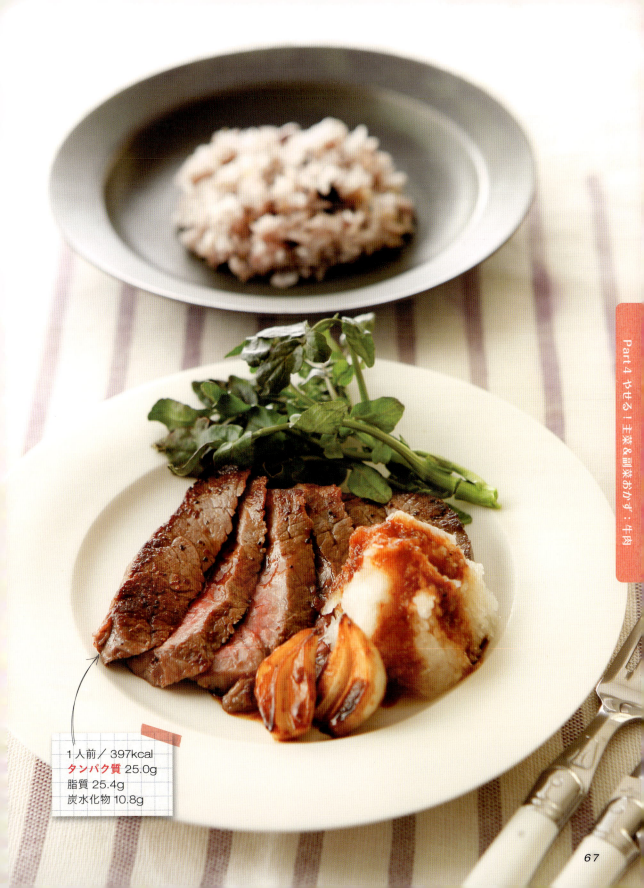

1人前／397kcal
タンパク質 25.0g
脂質 25.4g
炭水化物 10.8g

Part 4 やせる！主菜&副菜おかず：牛肉

主菜：牛肉 Recipe

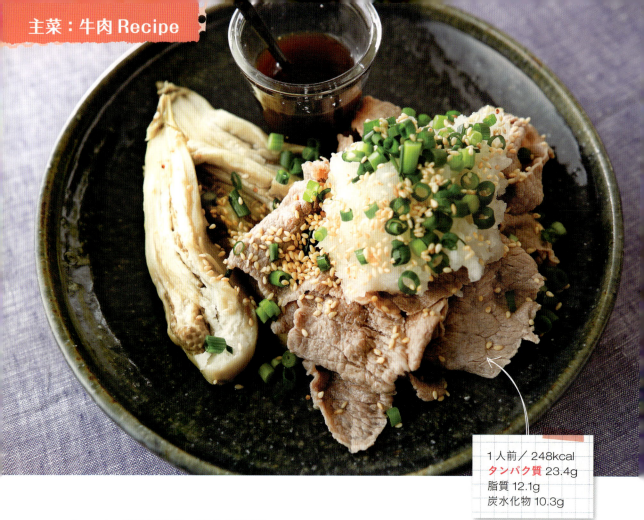

1人前／248kcal
タンパク質 23.4g
脂質 12.1g
炭水化物 10.3g

すべての素材がポン酢と好相性！
牛しゃぶと蒸しなすのサラダ

1人分 牛赤身肉 100g!

材料（2人分）
- 牛赤身肉（しゃぶしゃぶ用） ……………… 200g
- なす ……………………… 2本
- 大根おろし ……………… 1/5本分
- 万能ねぎ ………………… 5本
- 白いりごま ……………… 大さじ1/2
- ポン酢しょうゆ ………… 適量

作り方
1 鍋に水適量と酒50ml（分量外）を入れて強火にかける。沸騰したら牛肉を入れ、火が通ったら、氷水にとり、脂抜きをする。

2 なすは皮をむき、蒸し器で15分ほど蒸す。

3 器に手で裂いた2、1をのせ、大根おろしをのせる。万能ねぎ、白いりごまを散らし、ポン酢しょうゆをかける。

やせるPoint!
カルニチンで脂肪燃焼

牛赤身肉は熱湯で脂抜きしてカロリーダウン。赤身肉は、脂肪を燃焼させるカルニチン効果も期待できます。なすは油をよく吸収してしまうので、油を使わずに蒸しましょう。消化を助けるとともに、代謝をあげる大根おろしと一緒に食べるとGood。

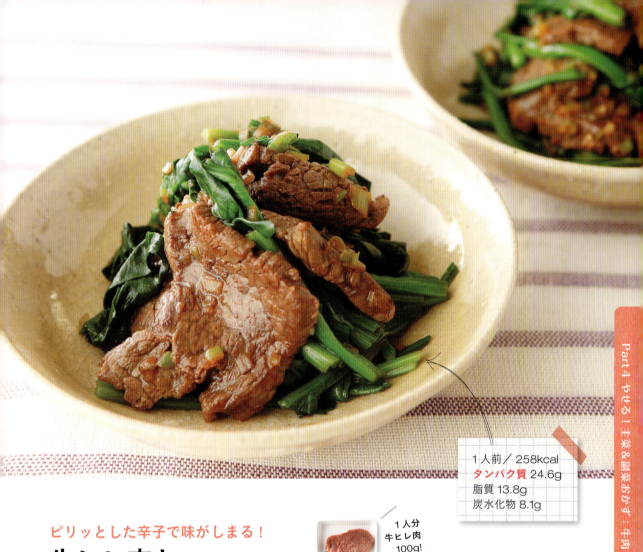

1人前／258kcal
タンパク質 24.6g
脂質 13.8g
炭水化物 8.1g

1人分 牛ヒレ肉 100g!

ピリッとした辛子で味がしまる！

牛ヒレ肉と ほうれん草の辛子あえ

材料 (2人分)

牛ヒレ肉 ……………… 200g
塩・こしょう ………… 各少々
A ┌ 辛子・しょうゆ・オイスター
  │   ソース ………… 各小さじ1
  └ 塩・こしょう ……… 各適量
ほうれん草 ……………… 1束
長ねぎ …………………… ½本
紅花油 ……………… 大さじ½

作り方

1 牛肉は斜めに切り、塩、こしょうをふる。Aはよく混ぜる。

2 ほうれん草はゆで、水にさらしてアク抜きし、水けをきって5cm幅に切る。長ねぎはみじん切りにする。

3 フライパンに紅花油を熱し、強火で長ねぎを炒め、香りが出たら牛肉を炒め、調味料を加えさらに炒める。

4 ボウルにほうれん草、3を入れて和える。

やせるPoint!
肌トラブルを回避しよう！

比較的低脂肪の牛ヒレ肉とほうれん草で鉄分をたっぷりと摂取。鉄分不足は乾燥やクマ、くすみといった肌トラブルの原因となります。顔色が悪いと感じたら、牛肉と一緒にほうれん草や小松菜など鉄分とビタミンCの多い野菜をとることがポイントです。

Part4 やせる！主菜&副菜おかず：牛肉

主菜：レバー Recipe

レバーといんげんで鉄分たっぷり！
レバーといんげんのガーリック炒め

1人分 豚レバー 125g！

材料（2人分）

- 豚レバー ………………… 250g
- 塩・こしょう・小麦粉 …… 各適量
- いんげん ………………… 15本
- 玉ねぎ …………………… 1/4個
- エリンギ ………………… 2本
- にんにく ………………… 2かけ
- 紅花油 …………………… 大さじ1/2
- 赤唐辛子 ………………… 1本
- 酒 ………………………… 大さじ1
- しょうゆ ………………… 大さじ1
- みりん …………………… 大さじ1/2

作り方

1 レバーはそぎ切りにし、氷水につけ、3回洗い流し、水けを拭き取る。塩、こしょうをふり、小麦粉を薄くまぶす。

2 いんげんは半分に切り、玉ねぎは1cmのくし形切りにする。エリンギは縦に6等分し、にんにくは薄切りにする。

3 フライパンに紅花油、にんにくと赤唐辛子を入れて中火にかけ、香りが出たらレバーを加え、1～2分ほど炒める。

4 3に玉ねぎ、いんげん、エリンギを加えて炒め、酒を加えて煮立たせる。

5 4にしょうゆ、みりんを加えて炒める。

調理Point！

レバーは氷水につける

常温の水ではなく、氷水につけて洗うことで、レバーの鮮度を保てます。

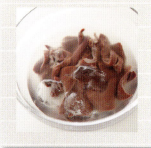

やせるPoint！

鉄分不足はやせにくい！

鉄分不足は、筋肉に酸素が届きにくくなり代謝が下がります。鉄分不足を感じたときに食べたいのがレバー。にんにくで風味づけをすることにより、レバーの臭みが消えるでしょう。β-カロテンが豊富のいんげんは、抗酸化作用が期待できます。

食材栄養memo レバー

豚レバー [タンパク質][ビタミンA][鉄分]
ビタミンA、鉄分、葉酸が豊富。過剰摂取は下痢などの過剰症を起こすおそれがある。

鶏レバー [タンパク質][ビタミンA][鉄分]
豚レバー同様ビタミンAが豊富。豚レバーよりも低カロリーでクセがなく食べやすい。

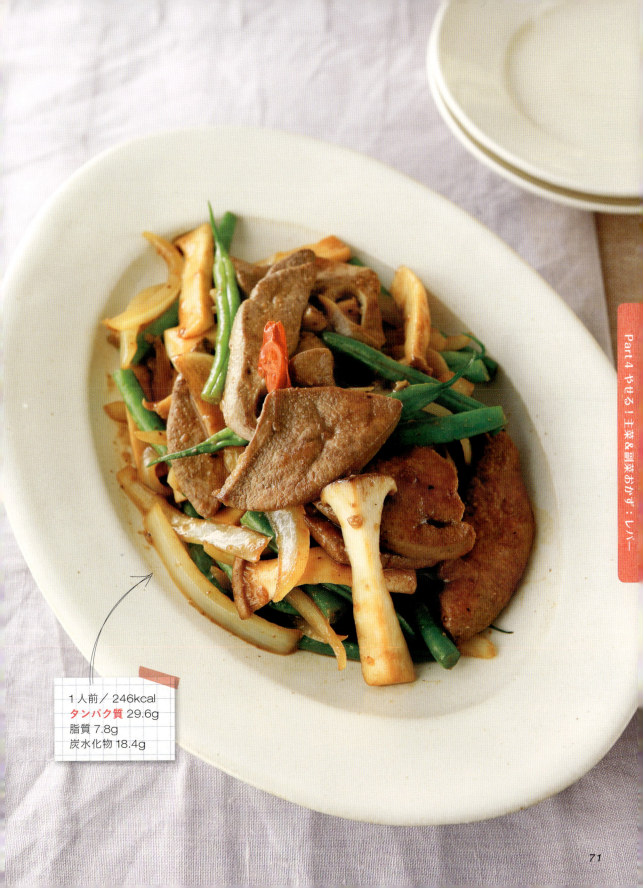

1人前／246kcal
タンパク質 29.6g
脂質 7.8g
炭水化物 18.4g

Part 4 やせる！主菜＆副菜おかず：レバー

主菜：レバー Recipe

パンに塗っても、ディップにしてもGood！
レバーペースト

1人分
鶏レバー
125g！

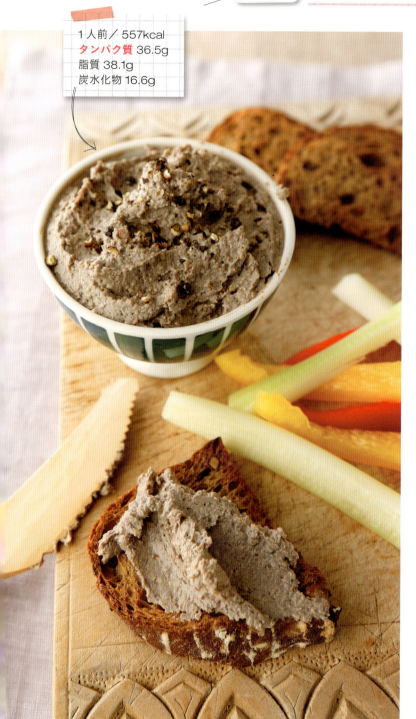

1人前／557kcal
タンパク質 36.5g
脂質 38.1g
炭水化物 16.6g

材料（2人分）

鶏レバー	250g
木綿豆腐	100g
玉ねぎ	¼個
にんにく	1かけ
オリーブオイル	小さじ1
白ワイン	¼カップ
ローリエ	1枚
くるみ（ロースト済み）	50g
松の実（ロースト済み）	30g
粒マスタード	大さじ1
バケット・野菜	適宜

作り方

1 レバーはそぎ切りにし、氷水につけ、3回洗い流し、水けを拭き取る。豆腐は½まで水きりする。玉ねぎ、にんにくは薄切りにする。

2 フライパンにオリーブオイルを熱し、強めの中火で玉ねぎを色づくまで炒める。にんにく、レバーを加えて更に炒め、白ワイン、ローリエを加えて煮詰める。

3 フードプロセッサーにローリエを抜いた**2**、くるみ、松の実、粒マスタード、豆腐を加えてなめらかになるまで撹拌する。

4 器に**3**を入れ、お好みでバケット、野菜を添える。

やせるPoint！
**ナッツをプラスして
アンチエイジング**

鉄分豊富なレバーに、木綿豆腐をプラスしてタンパク質もたっぷり摂取。木綿豆腐は絹ごしに比べて糖質オフ。くるみには、アンチエイジング効果のある抗酸化成分のポリフェノールやビタミンEが、松の実にも、ビタミンB群、鉄分などが豊富に含まれます。

甘酸っぱいプルーンが隠し味
レバーのバルサミコ煮

1人分
鶏レバー
125g!

材料 (2人分)

- 鶏レバー ……………… 250g
- バター ………………… 大さじ2
- バルサミコ酢 ………… 50mℓ
- プルーン ……………… 3個
- A ┌ コンソメスープの素 …… 小さじ½
    └ 水 …………………… 大さじ2
- しょうゆ ……………… 大さじ½
- ベビーリーフ ………… 1パック

作り方

1. レバーはそぎ切りにし、氷水につけ、3回洗い流し、水けを拭き取る。

2. フライパンにバターを熱し、中火でレバーを炒める。火が通ったらバルサミコ酢、プルーン、Aを加え、水分が減ったら水を足しながら、弱火で15分ほど煮る。

3. 2にしょうゆを加えて煮絡め、器に盛り、ベビーリーフを添える。

1人前／287kcal
タンパク質 25.2g
脂質 13.7g
炭水化物 15.1g

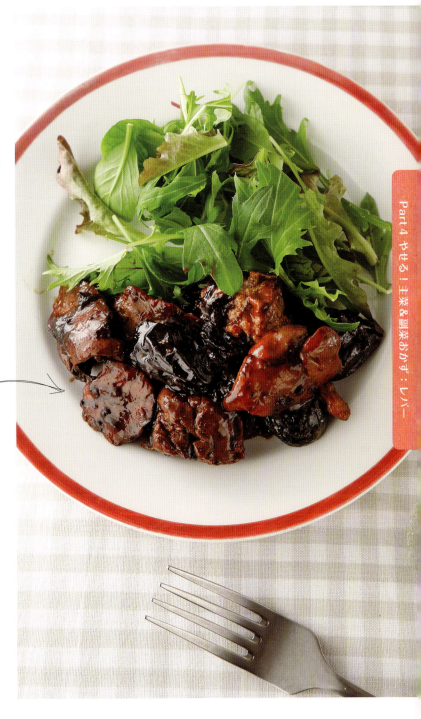

やせるPoint!
**便秘予防の
プルーンを活用**

料理のアクセントになるプルーンには、鉄分やカリウムが多く含まれています。そのほかにも、β-カロテンや水溶性食物繊維と不溶性食物繊維がバランスよく含まれているので、便秘予防にも大変有効です。バルサミコ酢を使用することでコクがでます。

Part4 やせる！主菜&副菜おかず：レバー

オメガ3系脂肪酸の多い

青魚
あじ・いわし・さば・さんまなど背の青い魚は、オメガ3系脂肪酸が豊富。意識して毎日の食事にとりいれて健康効果を発揮

❶ あじ
オメガ3系脂肪酸のほかに良質なタンパク質も含むあじは、刺し身やなめろう、塩焼き、南蛮漬けなどにして。あじをおろして残った背骨をあぶれば、骨せんべいのできあがり。

❷ いわし
オメガ3系脂肪酸、ビタミンD、B_2などが豊富で、頭から丸ごと食べられるいわし。梅煮ならやわらかく煮ることで骨まで食べられます。ほかに、つみれや香草焼き、マリネなど。

❸ さば
あじやいわしと同様、オメガ3系脂肪酸やビタミンDなどが豊富なさばは、塩焼き、みそ煮、しめさば、しょうが煮、竜田揚げなどに。忙しい時は水煮缶を活用しましょう。

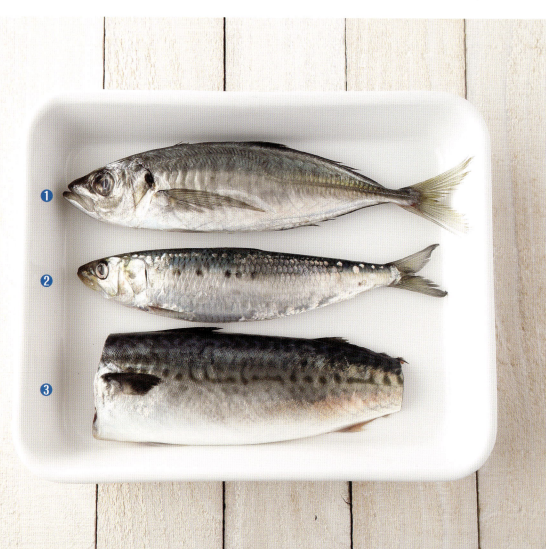

魚介類を意識する

オメガ3系脂肪酸を効率的に摂取して代謝アップ！

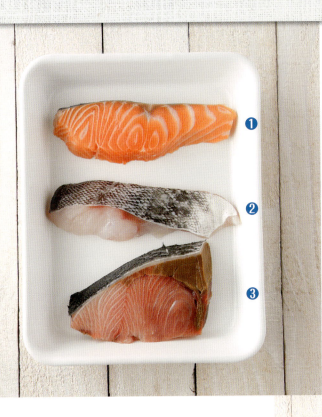

切り身魚　魚をおろしたり切ったりする手間なし！

❶ 鮭
オメガ3系脂肪酸、ビタミンD、B群が豊富。塩焼き、ムニエル、ちゃんちゃん焼きにしても◎。スモークサーモンならサラダやマリネに。

❷ たら
低脂肪で消化のよいたらは、淡白な味わいなのでどんな料理にも合います。ホイル焼きやムニエル、甘酢あんかけ、鍋料理、アクアパッツァなど。

❸ ぶり
オメガ3系脂肪酸やビタミンB群、D、E、鉄分が豊富。照り焼き、ぶり大根、あら煮などに。臭みをとるには、塩やレモン汁をふれば解消できます。

魚介類　高タンパク・低糖質・低脂肪で優秀な食材

❶ いか・たこ
いか・たこは、抗酸化作用の高いタウリンが豊富。いかフライなど揚げ物はできるだけ避けて、刺し身や煮物、パスタ料理、シーフードサラダの具材に。海藻類と一緒に食べるのがおすすめです。

❷ 貝類
ほたて、かき、あさりなどの貝類もタウリンが豊富に含まれています。クラムチャウダーなどのスープやパスタ、酒蒸し、炊き込みごはんの具材など、どれも魚介の旨みがたっぷり味わえます。

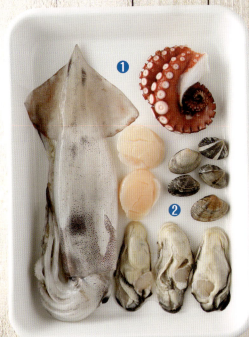

主菜：青魚 Recipe

ホイル焼きで素材の栄養丸ごと補給
さばのホイル焼き

1人分
さば
100g!

材料（2人分）
- さば ……………… 1尾（正味200g）
- 長ねぎ …………………… ½本
- セロリ …………………… ⅓本
- にんじん ………………… ¼本
- エリンギ ………………… 1本
- しょうが（せん切り）…… 1かけ分
- 酒 ………………………… 大さじ1
- 塩・こしょう …………… 各適量
- レモン（輪切り）………… 2枚

作り方
1. さばは余分な水分をとってから半分に切り、軽く塩をふる。冷蔵庫で30分ほどおき、さらに余分な水分をとる。
2. 長ねぎ、セロリは斜め薄切り、にんじんは細切りにする。エリンギは下を切り落とし、薄切りにする。
3. 2枚重ねにしたホイルの上にクッキングシートをのせ、**2**を敷く。さばとしょうがを順にのせ、酒を回しかけ、塩、こしょうをふり、きっちりと包む。
4. **3**をグリルで20〜30分焼く。
5. **4**にレモンを添える。

調理Point!
塩をふり、水分をとる

くさみの原因になるので、塩をふって出てきた水分はしっかりととって。

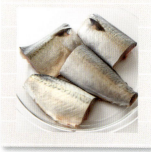

食材栄養memo 青魚

さば 〔タンパク質〕〔ビタミンD〕
不飽和脂肪酸のDHAやEPAが豊富なうえ、ビタミンD、B₂、B₁₂なども多く含む。

いわし 〔タンパク質〕〔ビタミンD〕〔カルシウム〕
さばと同様、DHAとEPA、カルシウム、ビタミンDのほか、ビタミンB₂、ナイアシンも豊富。

あじ 〔タンパク質〕〔カルシウム〕
タンパク質と脂質（DHA・EPA）のバランスがよく、カルシウム、ビタミンB₂も多く含まれる。

やせるPoint!
太りにくいオメガ3系の油を摂って

さばに含まれるDHAとEPAは、体脂肪として蓄積されにくい良質な油なのでたっぷり食べてOK。ホイル焼きすることにより、DHAやEPAも流れ落ちず、栄養素を丸ごと摂取できます。噛みごたえのある野菜と一緒にホイル焼きして、バランスよく食べましょう。

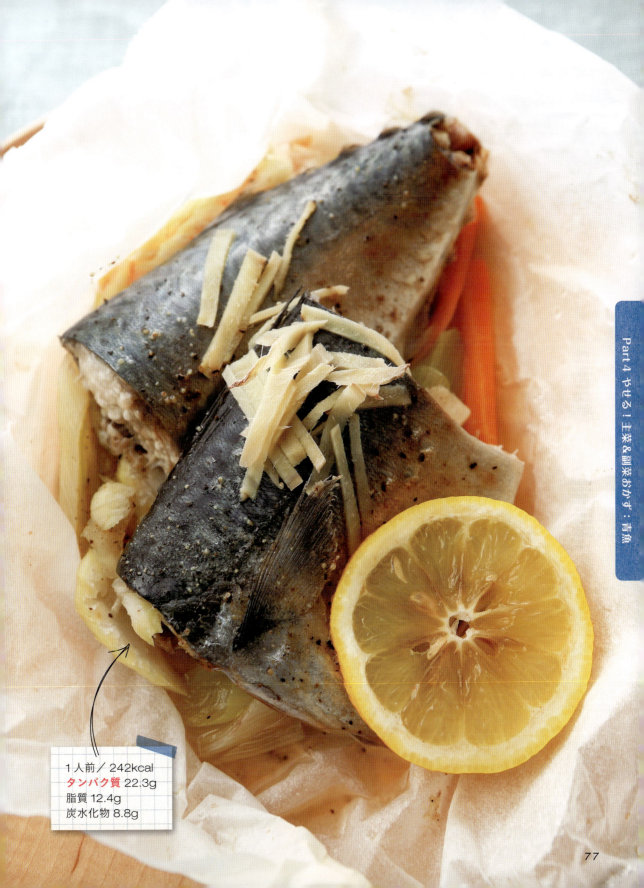

Part 4 やせる！主菜&副菜おかず：青魚

1人前／242kcal
タンパク質 22.3g
脂質 12.4g
炭水化物 8.8g

主菜：青魚 Recipe

つみれは作りおきすると便利！ つみれ汁

1人分 いわし100g!

材料（2人分）

つみれ
- いわし……… 2尾（正味200g）
- 塩 ………………………… 適量
- 長ねぎ …………………… ½本
- しょうが ………………… 1かけ
- 白いりごま …………… 大さじ1
- みそ ………………… 大さじ½

- 長ねぎ …………………… 1本
- にんじん ………………… ⅓本
- 大根 ……………………… ⅙本
- 和風だし汁 …………… 500㎖
- 酒 …………………… 大さじ2
- しょうゆ ……………… 小さじ1

作り方

1 いわしは3枚おろしにし、皮をはぐ。塩をふり、冷蔵庫に30分ほどおき、余分な水分を取り除く。長ねぎ、しょうがは粗みじん切りにする。

2 フードプロセッサーに1、白いりごま、みそを入れ、なめらかになるまで撹拌する。

3 鍋に水適量と酒50㎖（分量外）を入れ、沸騰したら中火にし、2を丸めながら入れ、ゆでる。

4 長ねぎは白髪ねぎにし、にんじん、大根はせん切りにする。

5 別の鍋に和風だし、酒を加え沸騰させ、1のつみれをスプーンで丸く形を作りながら加えて再度沸騰させる。仕上げにしょうゆを加えて火を止め、4をのせる。

やせるPoint!

良質な油と カルシウムたっぷり

いわしをふんだんに使ったつみれは、さばと同様、オメガ3系脂肪酸がたっぷりとれるでしょう。カルシウムも豊富なので丈夫な骨を作ります。β-カロテンが豊富なにんじん、消化を助け胃腸の働きを促進する大根など嚙みごたえのある根菜を入れて。

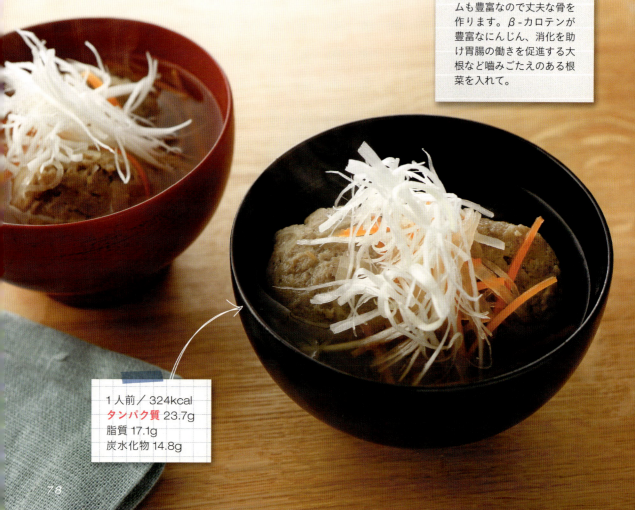

1人前／324kcal
タンパク質 23.7g
脂質 17.1g
炭水化物 14.8g

ご飯もお酒もすすむ絶品料理！ **なめろう**

1人分 あじ100g!

材料（2人分）

- あじ ………… 2尾（正味200g）
- しょうが ……………… 1かけ
- みょうが ………………… 1本
- 万能ねぎ ………………… ⅓本
- みそ …………… 大さじ½〜1
- えごまの葉 ……………… 2枚
- 白いりごま …………… 小さじ½

作り方

1. あじは3枚おろしにし、皮をはぎ、ぶつ切りにする。
2. 清潔なまな板に**1**、しょうが、みょうが、万能ねぎ、みそをおき、包丁で一緒に叩く。
3. えごまの葉を敷いた器に**2**を盛り、白いりごまをかける。

1人前／138kcal
タンパク質 21.6g
脂質 4.2g
炭水化物 2.0g

やせるPoint!

生食でオメガ3系脂肪酸を摂取

DHAやEPAを豊富に含んだ青魚は、本来、生で食べるのがおすすめです。しょうがは、魚の臭い取りだけではなく、血行促進、発汗作用があり、みょうがには消化促進作用などがあります。えごまの葉は、若返りビタミンとも呼ばれているので一緒に食べましょう。

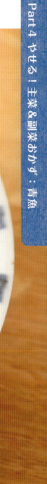

Part4 やせる！主菜＆副菜おかず：青魚

主菜：切り身魚 Recipe

魚介と野菜の旨みが凝縮した一品
アクアパッツア

1人分
たら
150g！

材料(2人分)
- たら ……… 2切れ(300g)
- ハーブソルト ……………… 適量
- あさり …………………… 100g
- 玉ねぎ ……………………… 1/2個
- にんにく ………………… 2かけ
- オリーブオイル ……… 大さじ1
- プチトマト ………………… 6個
- ブラックオリーブ ………… 6個
- レモン(スライス) ……… 1/2個分
- 白ワイン ………………… 100ml
- パセリ(みじん切り) ……… 少々

作り方

1 たらはペーパータオルに包み、余分な水分を取り、ハーブソルトしっかりめにふる。あさりは殻をこすり洗いし、3％の塩水(分量外)につけて砂抜きしておく。玉ねぎは縦に薄く切る。にんにくは半分に切り、芽を取り除き、包丁の腹で潰す。

2 鍋にオリーブオイル、にんにくを入れ中火で熱し、香りが出たら玉ねぎを炒め、たら、あさり、プチトマト、ブラックオリーブ、レモン、白ワインを加え、ふたをして7分ほど加熱する。

3 ハーブソルトで味をととのえ、器に盛り、パセリを散らす。

調理Point!
余分な水分をとる

生ぐささをとるため、ペーパータオルで、水けをしっかりととりましょう。

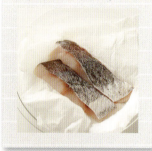

やせるPoint!
魚介の旨みで満足度アップ

たらとあさりでタンパク質を十分に補えます。また、あさりはビタミンB_2や鉄分も豊富なうえ、噛みごたえもあるので咀嚼回数が増えるでしょう。プチトマトやレモンの酸味がきいてさっぱりと食べられ、ほのかなハーブの風味も引き立ち満足感を得られます。

食材栄養memo 切り身魚

たら `タンパク質` `ビタミンA`
低脂肪で消化吸収がよいうえ、良質なタンパク質やビタミンAやDが多く、カルシウムの吸収を助ける。

鮭 `タンパク質` `ビタミンD`
DHAやEPAの不飽和脂肪酸が多くヘルシー。そのほか、ビタミンB群、Dも豊富。

ぶり `タンパク質` `鉄分`
鮭同様、DHAとEPAが豊富。カルシウムの吸収を助けるビタミンDや鉄分、ビタミンB_1、B_2も豊富。

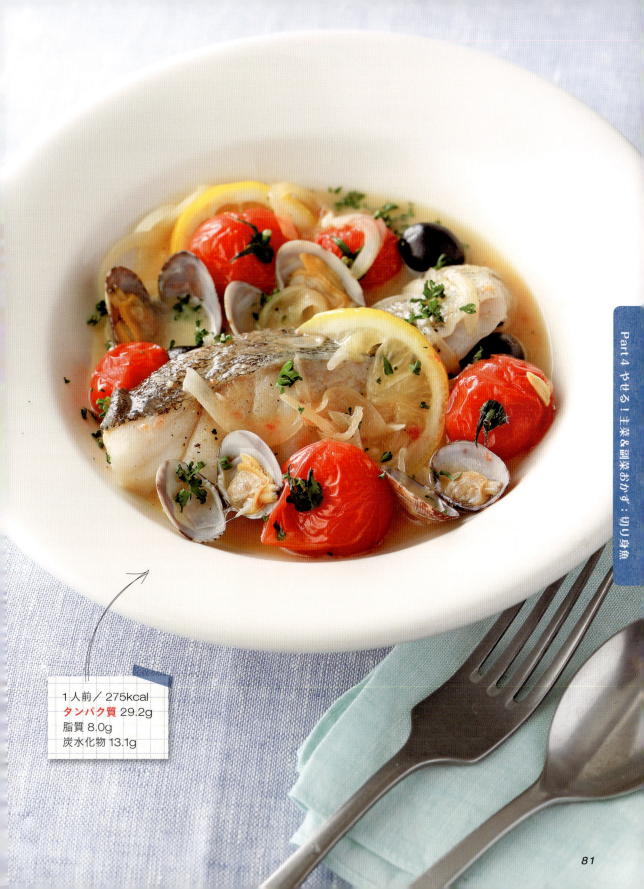

1人前／275kcal
タンパク質 29.2g
脂質 8.0g
炭水化物 13.1g

Part4 やせる！主菜＆副菜おかず：切り身魚

主菜：切り身魚 Recipe

鮭の南蛮漬け
野菜たっぷりの甘辛味が後を引く

1人分 鮭150g!

1人前／308kcal
タンパク質 29.7g
脂質 12.8g
炭水化物 14.1g

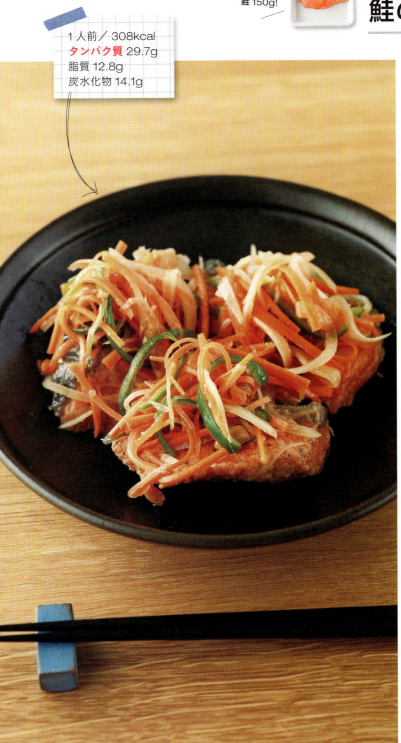

材料（2人分）
鮭 ………… 3切れ（250〜300g）
にんじん ………………… 1/3本
ピーマン ………………… 1個
玉ねぎ …………………… 1/4個
みょうが ………………… 2本
しょうが ………………… 1かけ
A ┬ リンゴ酢 ………… 大さじ3
　├ しょうゆ・酒 …… 各大さじ1
　└ はちみつ ………… 小さじ1
塩・こしょう …………… 各適量
小麦粉 …………………… 大さじ1
揚げ油 …………………… 適量

作り方
1 耐熱ボウルにAを入れ、電子レンジで30秒〜1分沸騰するまで加熱する。

2 にんじん、玉ねぎ、みょうが、しょうがは細いせん切り、ピーマンはヘタと種を取って細いせん切りにし、**1**に漬ける。

3 鮭はペーパータオルに包み、余分な水分を取り、塩、こしょうをふり、小麦粉を薄くまぶす。

4 170℃に熱した揚げ油に**3**を入れ、両面こんがりするまでしっかり揚げる。

5 **2**に**4**を入れ、和える。

やせるPoint!
クエン酸効果でデトックス！
揚げ油は菜種油か紅花油などを使用しましょう。緑黄色野菜と香味野菜をたっぷりとりいれて。南蛮漬けに使うりんご酢には、代謝を高める効果や血糖値の上昇を抑える効果が期待できます。また、りんご酢に含まれるカリウムはむくみ予防に効果的です。

バルサミコソースで洋風にアレンジ！
ぶりのバルサミコステーキ

1人分
ぶり
150g!

材料（2人分）

ぶり ……… 2切れ（250～300g）
塩・こしょう …………… 各適量
小麦粉 ………………… 大さじ½
紅花油 ………………… 小さじ1
バルサミコ酢（半量に煮詰めた
　もの）………………… 大さじ1
しょうゆ ……………… 大さじ1
ベビーリーフ ………… 1パック

作り方

1　ぶりはペーパータオルで包み、余分な水分を取り、塩、こしょう、小麦粉を薄くまぶす。

2　フライパンに紅花油を中火で熱し、1を両面しっかり焼いて火を通す。

3　2にバルサミコ酢、しょうゆを加え、軽く煮詰めるようにぶりに煮絡める。

4　器にベビーリーフを盛り、3をのせる。

やせるPoint！
バルサミコ酢がポイント

オメガ3系脂肪酸が豊富なぶりを照り焼きで食べるのではなく、バルサミコ酢のソースで味つけ。バルサミコ酢は、疲労回復などに効果的なクエン酸はもちろんのこと、抗酸化作用の高いポリフェノールを豊富に含んでいるので美肌効果も期待できます。

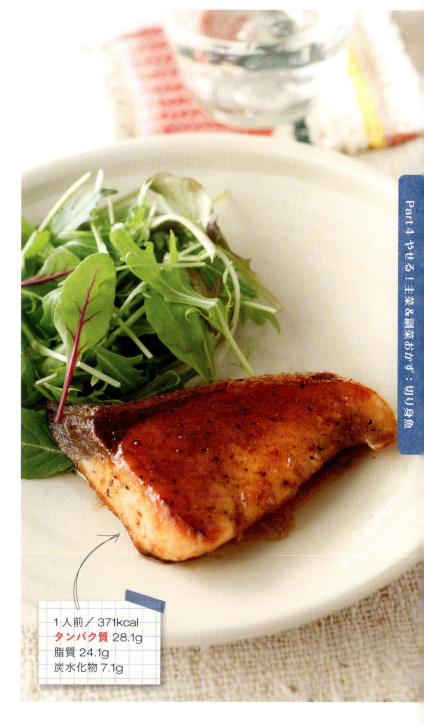

1人前／371kcal
タンパク質 28.1g
脂質 24.1g
炭水化物 7.1g

Part 4 やせる！主菜＆副菜おかず：切り身魚

主菜：その他魚介類 Recipe

ホワイトソースは豆乳であっさり
かきとじゃがいものグラタン

1人分
かき
175g!

材料 (2人分)

- かき(むき身)……10粒(350g)
- じゃがいも……3個
- 長ねぎ……½本
- ゆで卵……2個
- ローリエ……1枚
- 白ワイン……大さじ1
- 塩・こしょう……各適量
- パセリ(みじん切り)……少々

豆乳のホワイトソース
- 豆乳……250ml
- 小麦粉……12g
- オリーブオイル……大さじ1
- コンソメスープの素……小さじ½

作り方

1 じゃがいもは3%の塩水(分量外)でゆで、皮をむき、5mmの輪切りにする。長ねぎは斜め薄切りにする。ゆで卵は5mm幅の輪切りにする。

2 鍋にかき、ローリエ、白ワインを入れ、ふたをして中火で1〜2分加熱する。

3 別の鍋に小麦粉とオリーブオイルを弱めの中火で炒め、豆乳を少しずつ加える。なめらかになったらコンソメスープの素を加え、ホワイトソースを作り、2のかきのだしも加え、塩、こしょうで味をととのえる。

4 耐熱皿にじゃがいも、ゆで卵、かき、長ねぎをのせ、3を回しかける。

5 200℃に予熱したオーブンで4を15〜20分焼き、パセリをふる。

調理Point!
白ワインとともに加熱

かきは縮まないよう、1〜2分ほど加熱を。白ワインとローリエで風味もアップ。

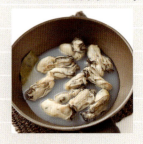

食材栄養memo その他魚介類

かき [タンパク質][タウリン][亜鉛]
海のミルクともいわれ、ビタミンB群、亜鉛などのミネラル、タウリンなどを多く含む。

たこ [タンパク質][タウリン]
タンパク質はいかよりも多く低脂肪。ビタミンB_2やタウリンも豊富。刺し身で食べると◎。

いか [タンパク質][タウリン]
アミノ酸の一種、タウリンを豊富に含む。皮にはコラーゲンが多く含まれている。

ほたて [タンパク質][タウリン]
魚介類のなかでもタウリン含有量がトップクラス。脂質や炭水化物をエネルギーに変えるビタミンB_2が豊富。

やせるPoint!
筋力アップには滋養源のかきを

かきに豊富に含まれるグリコーゲンは多糖類で、肝臓や筋肉にエネルギー源として貯蔵されます。かきは、筋力低下を回避するにはおすすめの食材です。ホワイトソースを豆乳で作ることにより、あっさりとした風味になり、カロリーダウンできます。

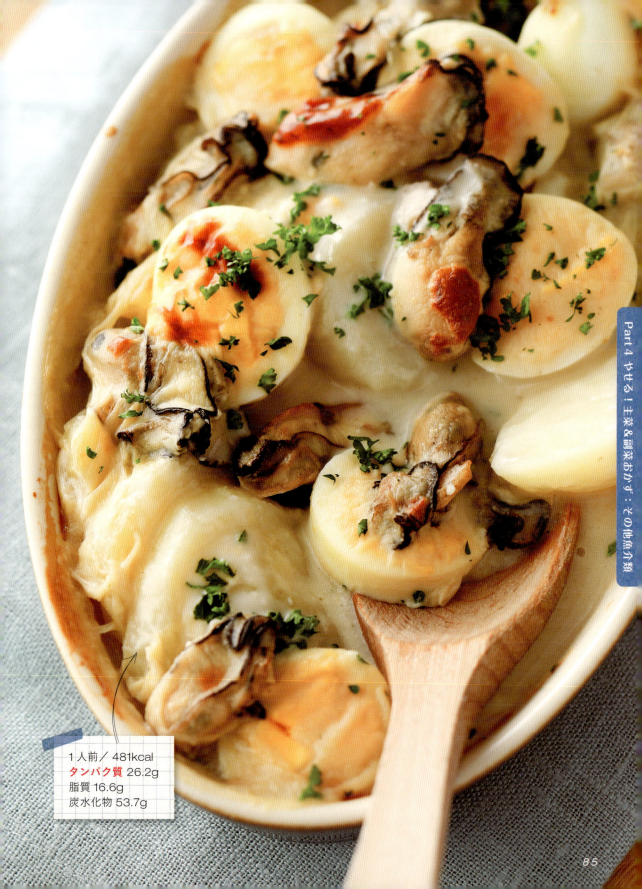

1人前／481kcal
タンパク質 26.2g
脂質 16.6g
炭水化物 53.7g

Part4 やせる！主菜&副菜おかず：その他魚介類

主菜：その他魚介類 Recipe

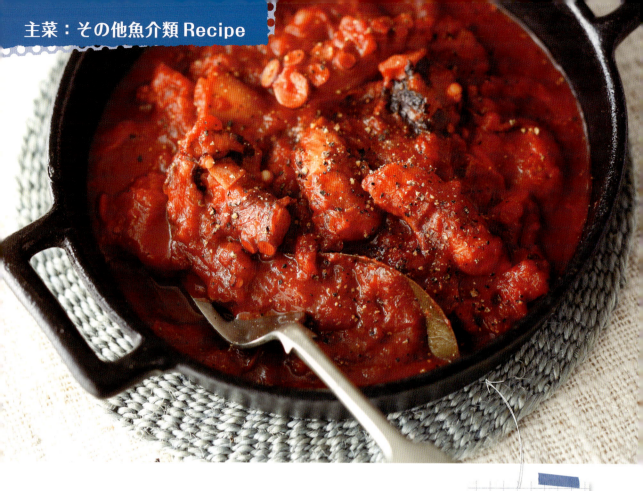

相性抜群！たこの旨みがトマトと絡む
たこのトマト煮

1人分 たこ 100g!

1人前／173kcal
タンパク質 23.1g
脂質 4.1g
炭水化物 8.0g

材料（2人分）

たこ	200g
にんにく（薄切り）	1かけ分
玉ねぎ	1/4個
オリーブオイル	大さじ1/2
白ワイン	大さじ2
ローリエ	1枚
A［ブイヨン（顆粒）	小さじ1
［水	200㎖
ホールトマト	200㎖
塩・こしょう	各適量

作り方

1 たこはひと口大に切り、玉ねぎは縦に薄切りにする。

2 鍋にオリーブオイルとにんにくを入れて中火にかけ、香りが出たら、玉ねぎを加えてしんなりするまで炒める。

3 2にたこ、白ワイン、ローリエを加え、ふたをして弱めの中火で1分ほど加熱する。

4 3にA、ホールトマトを加え中火にし、沸騰したら、弱火にしてふたをし、水分が減ったら水を足しながら、1時間ほど煮込む。

5 塩、こしょうで味をととのえる。

やせるPoint！

タウリン不足は太りやすい！

タウリンが不足すると、筋力が低下するだけでなく、代謝も下がるのでやせにくくなります。たこなどの魚介類にはタウリンが豊富に含まれているので、積極的にとりたい食材です。また、たこは弾力があるので自然と咀嚼回数が増え、食べごたえ満点です。

噛みごたえ満点のコンビネーション
いかとカリフラワーのサラダ

材料（2人分）
いか（刺し身用） …………… 1杯（300g）
カリフラワー ………………………… ½株
にんにく ……………………………… 1かけ
水きりヨーグルト（P.54） …………… 50g
塩 ………………………………… 小さじ½
こしょう ……………………………… 各適量
パセリ（みじん切り） ………………… 少々

1人分
いか
150g!

作り方
1 いかは内臓とげそを取り除き、皮をむき1cmの輪切りにする。カリフラワーは小房に分け、縦5mm幅に切る。にんにくは芽を取り除いてラップに包み、電子レンジで10〜20秒加熱し、みじん切りにする。

2 鍋にお湯を沸かし、1％の塩（分量外）を加え、強火でカリフラワーを30秒ほどゆでる。続いていかを加え、さっと湯通しする。

3 ボウルに水きりヨーグルト、塩、にんにく、こしょうを加えてよく混ぜ、水けをきった2を加えてよく混ぜる。

4 器に3を盛り、パセリを散らす。

1人前／172kcal
タンパク質 30.5g
脂質 2.7g
炭水化物 6.2g

栄養満点のほたてをたっぷりと
ほたての中華蒸し

材料（2人分）
ほたて（刺し身用） …… 8〜10枚（250g）
長ねぎ ………………………………… ½本
しょうが ……………………………… 1かけ
酒 …………………………………… 大さじ1
ごま油 ……………………………… 大さじ1
しょうゆ …………………………… 大さじ½

1人分
ほたて
125g!

作り方
1 長ねぎは白髪ねぎにし、青い部分は食べやすい長さに切る。しょうがは皮をむき、針しょうがにする。皮はとっておく。

2 耐熱皿にほたてを並べ、長ねぎの青い部分、しょうがの皮をのせ、酒を回しかけ、ふんわりラップをして電子レンジで1分〜1分30秒加熱する。

3 器に2の長ねぎとほたてを盛り、白髪ねぎ、針しょうがをのせる。しょうゆ、熱したごま油を回しかける。

1人前／197kcal
タンパク質 22.9g
脂質 6.2g
炭水化物 9.1g

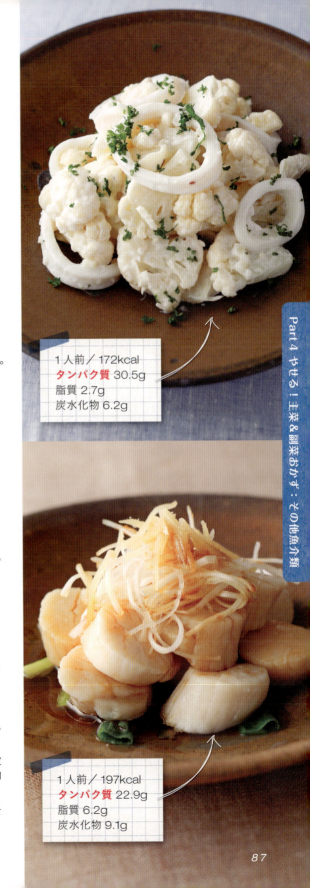

Part4 やせる！主菜＆副菜おかず：その他魚介類

高タンパク食材と組み合

卵
「卵は一日1個まで」はもう古い！
卵はダイエットに欠かせない代謝アップ食品

ビタミンC以外をすべて含む完全栄養食品！

「卵のコレステロールは動脈硬化を招く」など諸説ありますが、動脈硬化の直接的な原因と卵は関係ないといわれています。卵は良質なタンパク質を含む栄養価の高い食品です。

卵1個のタンパク質は約6g。一日に必要なタンパク質は、体重1kgあたり1gなので、一日2〜3個食べても問題ありません。特に卵白は、タンパク質が多く低脂肪のため、筋肉を落とさずキレイにやせるために毎日食べたい食品です。生卵ではなく、オムレツ、卵焼き、スクランブルエッグ、茶碗蒸し、煮浸しなど、さまざまな料理に活用できます。

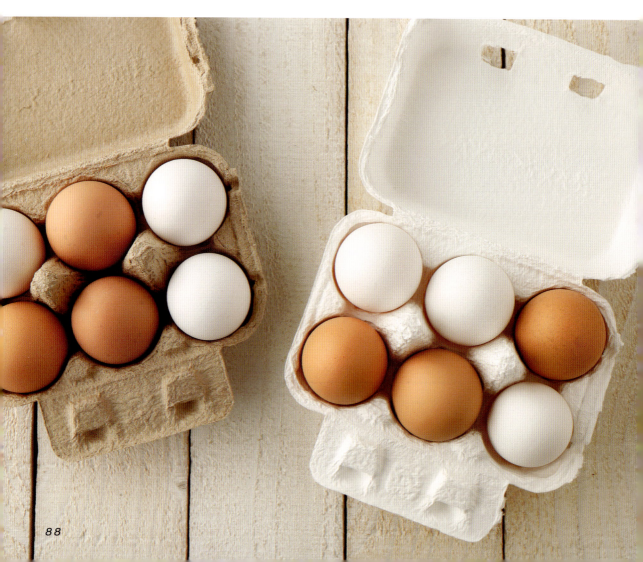

わせるのがコツ

卵や大豆製品など、高タンパク食材を上手にとりいれて筋力を落とさず代謝アップ！

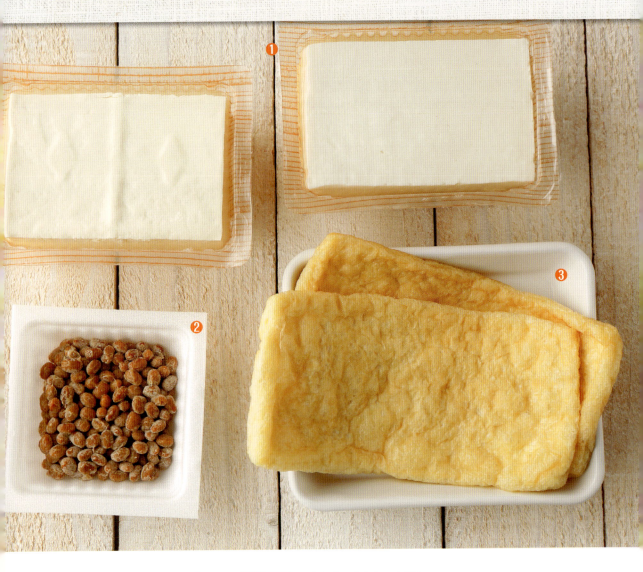

豆・大豆製品

肉や卵に劣らない良質な大豆由来の植物性タンパク質が豊富

❶ 豆腐（木綿＆絹）

高タンパク・低糖質でダイエットには最適の食材。冷や奴だけでなく、白あえや豆腐ステーキ、炒り豆腐など。ハンバーグのたねに混ぜたり、肉や魚と一緒に調理しても◎。

❷ 納豆

ねばねば成分のナットウキナーゼには、さまざまな健康効果が期待できます。ねぎやオクラなどと一緒にそのまま食べるのはもちろん、チャーハン、オムレツの具材にも。

❸ 油揚げ

豆腐を油で揚げているので、豆腐よりは高カロリー。いなりずし、煮浸し、炒め物、みそ汁のほか、そのまま焼いて大根おろしとしょうゆで食べてもおいしい。

主菜：卵 Recipe

しらすでカルシウムを補給
ふわっふわの しらすだし巻き卵

1人分
卵2個
100g!

材料（2人分）

卵	4個
和風だし汁（無塩）	100㎖
煮きりみりん	大さじ1
塩	小さじ1/3
しらす干し	20g
ごま油	小さじ1/2
酒	小さじ1
万能ねぎ	2本
紅花油	大さじ1/2
大根おろし・しょうゆ	適量

作り方

1　ボウルに卵、和風だし、煮きりみりん、塩を入れ、よく混ぜる。

2　耐熱ボウルにしらす、ごま油、酒を入れ、ふんわりラップをして電子レンジで30秒〜1分加熱する。万能ねぎは小口切りにする。

3　フライパンに紅花油を中火で熱し、**1**を全て流し入れ、端から中心に向かってそっと混ぜながら7割ほど火を通す。

4　**3**の向こう半分に**2**をのせ、手前半分をかぶせるように折りたたむ。

5　**4**を巻きすにのせてくるみ、形を整え、粗熱が取れるまで落ち着かせる。

6　**5**を食べやすい大きさに切って器に盛り、大根おろしを添え、しょうゆをかける。

調理Point!
巻きすで形を整える

ふんわりと火を通し、巻きすで形を整えます。余分な水分も落ちます。

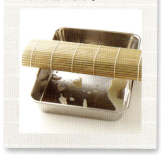

やせるPoint!
腹持ち抜群で代謝もアップ

良質なタンパク質はたっぷりの卵で、カルシウムはしらすで摂取して、代謝アップ。和風だしと煮きりみりんが効いただし巻き卵は、ふんわりと口あたりがよくボリューム満点です。代謝を高める大根おろしと一緒にさっぱりと食べられます。

食材栄養memo　卵

タンパク質　ビタミンC以外の栄養素をすべて含み、また良質なタンパク質が豊富な優秀食材。

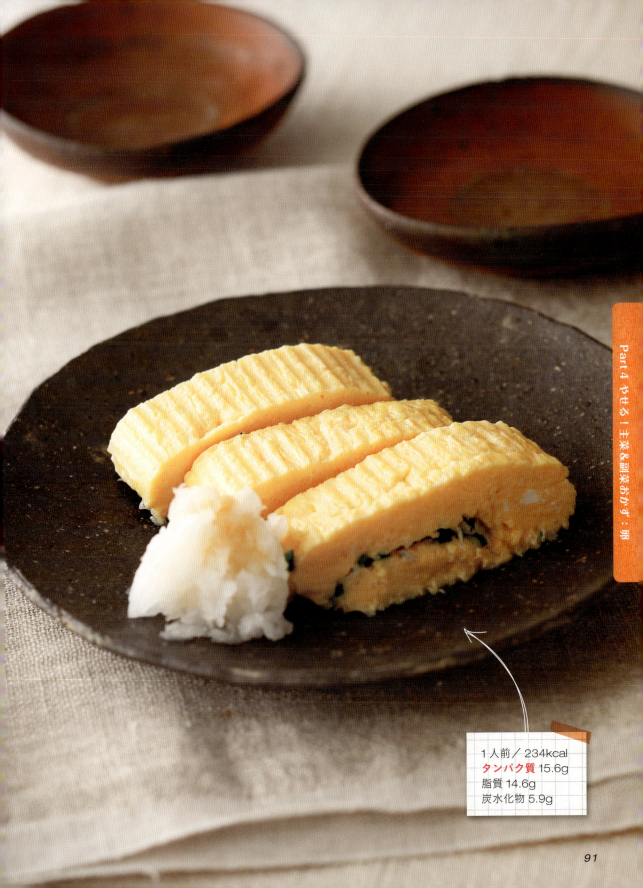

Part4 やせる！主菜＆副菜おかず：卵

1人前／234kcal
タンパク質 15.6g
脂質 14.6g
炭水化物 5.9g

主菜：卵 Recipe

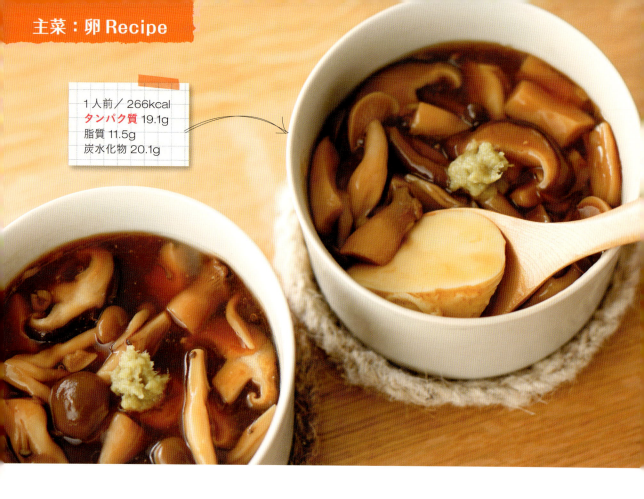

1人前／266kcal
タンパク質 19.1g
脂質 11.5g
炭水化物 20.1g

とろ～っとしたきのこのあんかけが美味！
きのこのあんかけ豆乳茶碗蒸し

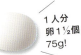

1人分
卵1½個
75g！

材料（2人分）
卵 ……………………… 3個
A ┌ 豆乳 ……………… 300mℓ
　├ だし汁 …………… 150mℓ
　├ 煮きりみりん …… 大さじ1
　└ 塩 ……………… 小さじ½
あんかけ
　┌ きのこ（しめじ、しいたけ、
　│　エリンギ）…… 1パック分
　├ だし汁 …………… 200mℓ
　├ しょうゆ ……… 大さじ1½
　├ みりん …………… 大さじ1
　└ 塩 ………………… 少々
水溶き片栗粉
　┌ 片栗粉 …………… 小さじ1
　└ 水 ………………… 大さじ1
柚子こしょう ……………… 適宜

作り方

1 ボウルに卵を入れて白身のこしを取るようによく混ぜる。Aを加えてよく混ぜ、耐熱容器に漉しながら入れる。

2 1を沸騰した蒸し器に入れ、弱火で20分ほど蒸す。

3 あんかけを作る。鍋にだし汁と食べやすい大きさに切ったきのこを入れ、かさが半分になるまで中火にかける。しょうゆ、みりんを加え、塩で味をととのえ、水溶き片栗粉でとろみをつける。

4 2に3をかけ、お好みで柚子こしょうを添える。

やせるPoint！

きのこをたっぷりと使って

タンパク質を卵で補って、牛乳の代わりに豆乳を使えば、ヘルシーな茶碗蒸しになります。そして、低カロリーで食物繊維やミネラルが豊富なきのこはダイエットに欠かせない食材。きのこをたっぷり使ったあんかけが味と食感のアクセントになります。

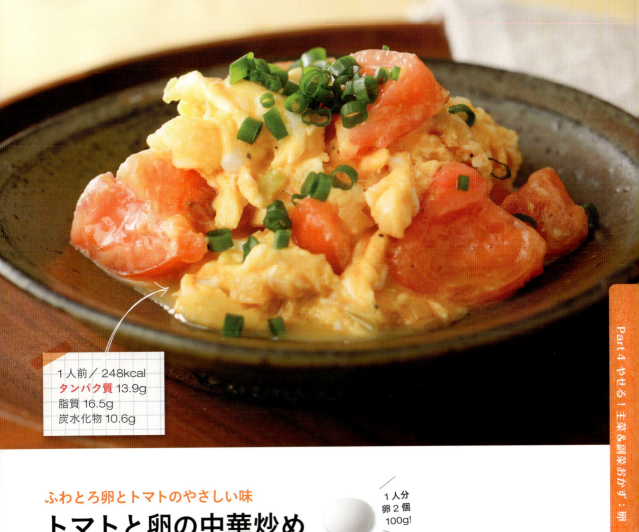

1人前／248kcal
タンパク質 13.9g
脂質 16.5g
炭水化物 10.6g

ふわとろ卵とトマトのやさしい味
トマトと卵の中華炒め

1人分
卵2個
100g!

Part4 やせる！主菜&副菜おかず：卵

材料（2人分）
卵 ……………………… 4個
トマト …………………… 2個
長ねぎ ………………… 1/4本
A ┌ 中華だしの素 ……… 小さじ1
　└ 水 ………………… 大さじ1
ごま油 ………………… 大さじ1
塩・こしょう ………… 各適量
万能ねぎ（小口切り）……… 少々

作り方
1 トマトはひと口大の乱切り、長ねぎはみじん切りにする。

2 ボウルに卵、**A**を入れ、よく混ぜる。

3 フライパンにごま油を中火で熱し、長ねぎを入れてよく炒め、トマトを加えてさっと炒める。

4 **3**に卵を流し入れ、周りから中心に寄せるように混ぜ、塩、こしょうで味をととのえる。

5 器に**4**を盛り、万能ねぎを散らす。

やせるPoint!
トマトは加熱して栄養吸収アップ

トマトは湯むきせずそのまま加熱しましょう。加熱することによって、抗酸化物質のβ-カロテンやリコピンの吸収率がアップします。ただし、炒めすぎてしまうとビタミンCが減ってしまうので注意しましょう。ふわとろの食感とごま油の香りがポイントです。

主菜：卵 Recipe

爽やかなセロリの香りがフレッシュ！
玉ねぎとセロリときのこたっぷりのオムレツ

1人分 卵2個 100g!

材料（2人分）

- 卵 …………………… 4個
- 玉ねぎ ………………… ¼個
- セロリ ………………… ⅓本
- しめじ ……………… ½パック
- オリーブオイル
  ………… 小さじ1＋大さじ1
- 塩・こしょう ………… 各適量
- マヨネーズ（カロリーオフタイプ）
  ………………………… 大さじ2
- ソース
  - トマトケチャップ ‥ 大さじ2
  - コンソメスープの素
    ………………… 小さじ½
  - ウスターソース …… 大さじ1

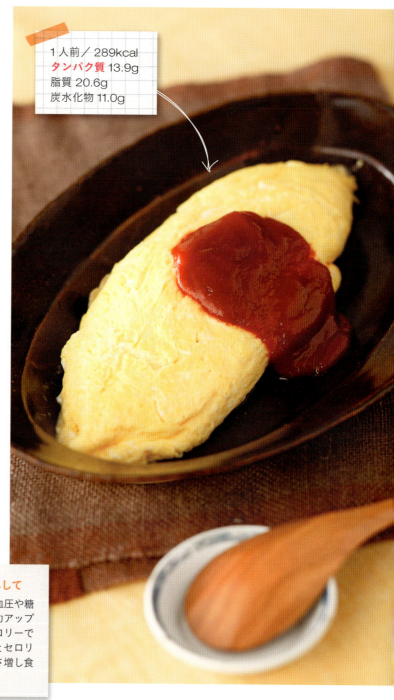

1人前／289kcal
タンパク質 13.9g
脂質 20.6g
炭水化物 11.0g

作り方

1. 玉ねぎ、セロリは薄切りにする。しめじは石づきを切り落としてほぐす。

2. フライパンにオリーブオイル小さじ1を中火で熱し、**1**をよく炒め、塩、こしょうで味をつける。

3. ボウルに卵とマヨネーズを入れ、よく混ぜ、オリーブオイル大さじ1を中火で熱したフライパンに卵液を流し入れる。外側から中心に混ぜながら7割ほど火を通し、中心に**2**をのせて包み、オムレツの形にととのえる。

4. 耐熱ボウルにソースの材料を入れ、電子レンジで30〜40秒加熱する。

5. 器に**3**をのせ、**4**をかける。

やせるPoint！
ボリュームはきのこ類でかさ増しして

オムレツの具には、代謝を高め、高血圧や糖尿病予防に効果的な玉ねぎと、免疫力アップや精神安定効果があるセロリ、低カロリーで食物繊維が豊富なしめじを。玉ねぎとセロリのシャキシャキした歯ごたえと、かさ増し食材のしめじで満足感を得られます。

1人分 卵2個 100g!

卵はゆですぎず半熟がおすすめ

煮卵と野菜の揚げ浸し

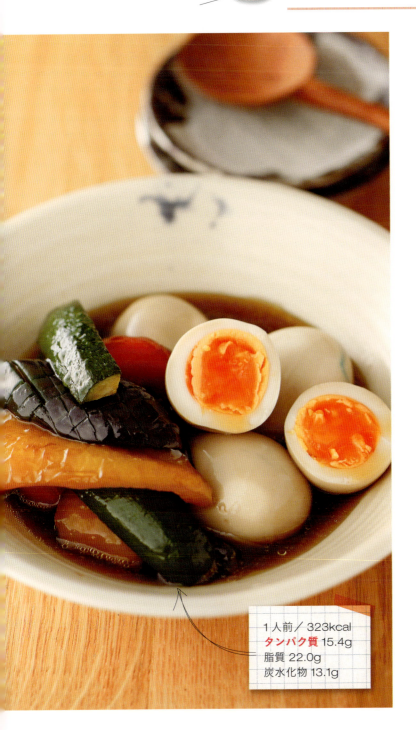

1人前／323kcal
タンパク質 15.4g
脂質 22.0g
炭水化物 13.1g

材料（2人分）

卵	4個
A しょうゆ	大さじ1½
みりん	大さじ1
和風だし汁	200㎖
なす	2本
パプリカ（赤・黄）	各¼本
ズッキーニ	½本
揚げ油	適量

作り方

1 半熟卵を作る。沸騰した1ℓの熱湯に酢大さじ1（分量外）を加え、中火にし、卵を入れて8分ほどゆで、冷水に取り、殻をむく。

2 鍋に**A**を入れて火にかけ、沸騰したら火を止める。粗熱が取れたら**1**の卵を入れる。

3 なすは半分に切り、皮目に格子状に切り目を入れる。パプリカは種とワタを取り、縦8つに切る。ズッキーニは縦4等分にし、食べやすい長さに切る。

4 180℃の揚げ油で**3**を素揚げし、**2**に浸す。

やせるPoint!

野菜の栄養もたっぷり

カリウムが含まれるなすはむくみ防止効果が期待できます。また、皮には抗酸化作用のあるポリフェノールが含まれるので、アンチエイジングにもおすすめです。彩り豊かな野菜で目でも満足でき、揚げ浸しにしているので味が染み込み、食べごたえもあります。

主菜：卵 Recipe

1人分
卵2個
100g!

マヨネーズの代わりにヨーグルトを使用
ゆで卵とアボカドのサラダ

材料 (2人分)
- ゆで卵 ……………………… 4個
- 玉ねぎ ……………………… ¼個
- アボカド …………………… 1個
- A
  - 水きりヨーグルト(P.54) ……………………… 大さじ2
  - マヨネーズ(カロリーオフタイプ) ………… 大さじ2
  - 塩・こしょう ………… 各適量

作り方
1. 玉ねぎは繊維を断ち切るように薄切りにし、水にさらし、水けをしっかりきる。ゆで卵とアボカドはひと口大に切る。
2. ボウルに玉ねぎ、**A**を入れてよく混ぜ、ゆで卵とアボカドを加え、ざっくりと混ぜる。

やせるPoint!
森のバター効果で内面から美しく

アボカドは栄養価の高い食材です。アボカドに含まれる脂質は、血液をサラサラにする不飽和脂肪酸のため生活習慣病予防などにも効果的です。また、ビタミンEやカリウム、食物繊維も豊富に含んでいるので、便秘の改善や美肌効果も期待できるでしょう。

1人前／318kcal
タンパク質 14.9g
脂質 25.9g
炭水化物 7.3g

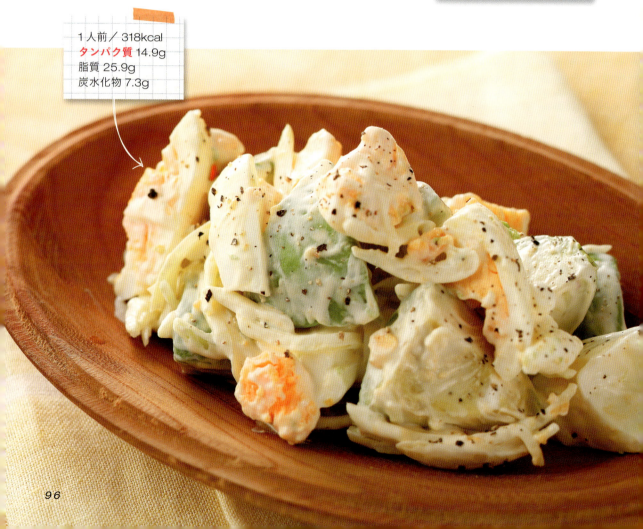

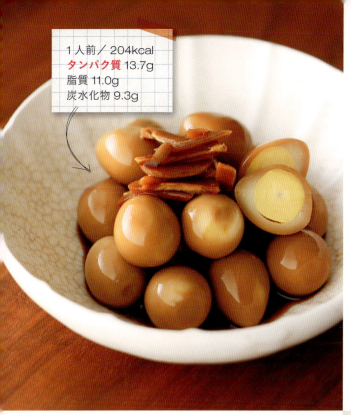

1人前／204kcal
タンパク質 13.7g
脂質 11.0g
炭水化物 9.3g

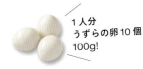

1人分
うずらの卵10個
100g!

にんにくじょうゆが絶妙！
うずらとにんにくの味玉

材料 (2人分)
うずらの卵(水煮) ……………………… 20個
にんにく ……………………………………… 2かけ
しょうゆ ……………………………………… 150mℓ
煮きりみりん ………………………………… 大さじ2

作り方
1 にんにくは芽を取り除き、薄切りにする。
2 保存用の瓶に1、しょうゆ、煮きりみりんを入れ、1日漬け込む。
3 2にうずらの卵を加え、さらに半日漬け込む。

Part4 やせる！主菜&副菜おかず：卵

じゅわ～っと染みるおふくろの味
油揚げと卵の煮もの

材料 (2人分)
卵 …………………………………………… 4個
油揚げ ……………………………………… 2枚
A ┌ しょうゆ・みりん ……… 各大さじ½
　├ 和風だし汁 ……………………… 200mℓ
　└ しょうが(薄切り) ………… 1かけ分

1人分
卵2個
100g!

作り方
1 油揚げは半分に切り、袋状にする。湯通しし、水けをきる。
2 鍋にAを入れて火にかけ、沸騰させる。
3 1の油揚げの口を広げて卵を割り入れ、爪楊枝で口を止め、2に入れる。ふたをして中弱火で15分ほど煮る。

1人前／286kcal
タンパク質 18.8g
脂質 20.4g
炭水化物 3.8g

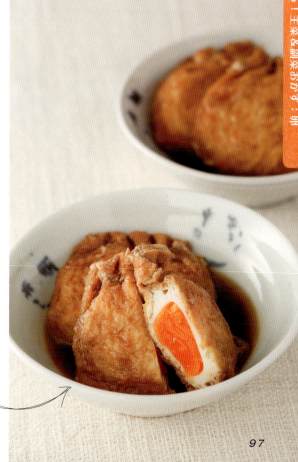

主菜：豆・大豆製品 Recipe

ねばねば＆ピリ辛でスタミナたっぷり
納豆チゲ

1人分
納豆1パック 50g!
木綿豆腐½丁 150g!

材料 (2人分)

納豆	2パック
木綿豆腐	1丁
玉ねぎ	½個
にら	½束
もやし	½パック
白菜キムチ	200g
A ダシダ	大さじ1
水	500ml
コチュジャン	大さじ2
しょうゆ	大さじ½
みそ	大さじ1
卵	1個
白すりごま	大さじ1

作り方

1 玉ねぎは薄切りにし、にらはざく切りにする。Aはよく混ぜ合わせる。

2 鍋にもやし、豆腐を大きめにちぎりながら入れ、キムチ、玉ねぎをのせる。Aを加え、強めの中火にかける。

3 2が沸騰したら、にら、卵、納豆を加えてさらに沸騰させ、仕上げに白すりごまをかける。

＊ダシダとは韓国のインスタントだしの素。

調理Point!
豆腐は手でちぎる

豆腐は包丁で切らずに手でちぎることで、味が染み込みやすくなります。

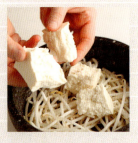

やせるPoint!
発汗効果で冷え性改善

納豆と木綿豆腐で大豆由来の良質なタンパク質がたっぷり。ダイエットや美肌作りに最適です。キムチとにらは、血行をよくして代謝もアップさせるでしょう。冷え性改善にも役立ちます。冷え性はダイエットの大敵、体の内側から温めて体調を整えましょう。

食材栄養memo 豆・大豆製品

納豆 [タンパク質][ビタミンB2]
ビタミンB群、ナットウキナーゼ、イソフラボン、カルシウム、食物繊維などが豊富な発酵食品。

木綿豆腐 [タンパク質][カルシウム]
絹豆腐よりタンパク質、鉄分、カルシウムが多く、糖質は少ない。ダイエット向き。

絹豆腐 [タンパク質]
水分を絞らず固めるため、木綿豆腐よりビタミンB群、カリウムが多いが、糖質も多い。

油揚げ [タンパク質][カルシウム]
豆腐より高カロリーだが、大豆由来のビタミン、マグネシウム、カルシウムなどがとれる。

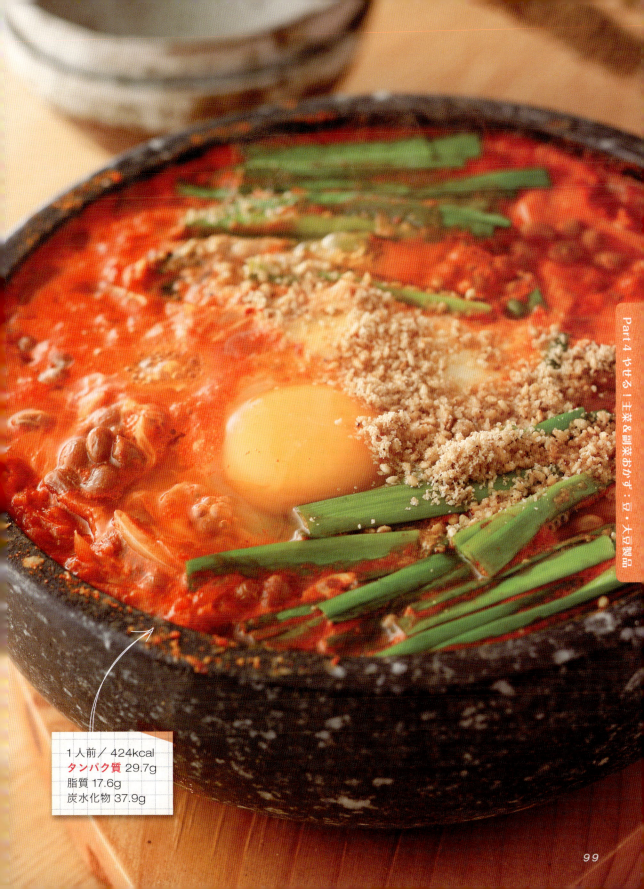

1人前／424kcal
タンパク質 29.7g
脂質 17.6g
炭水化物 37.9g

Part 4 やせる！主菜&副菜おかず：豆・大豆製品

主菜：豆・大豆製品Recipe

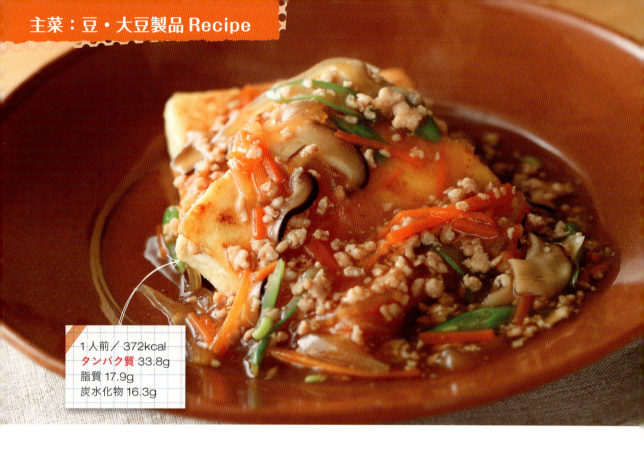

1人前／372kcal
タンパク質 33.8g
脂質 17.9g
炭水化物 16.3g

もう一品欲しいときに最適！
豆腐のステーキ 野菜のあんかけ

1人分
木綿豆腐½丁
150g!

材料（2人分）
- 木綿豆腐 …………………… 1丁
- 塩・こしょう ……………… 各適量
- 小麦粉 ……………………… 大さじ½
- ごま油 ……………………… 大さじ½
- **あんかけ**
  - にんじん ………………… ¼本
  - 玉ねぎ …………………… ¼個
  - しょうが ………………… ½かけ
  - しいたけ ………………… 2枚
  - いんげん ………………… 4本
  - 鶏ひき肉 ………………… 200g
  - A ┌ だし汁 ……………… 200㎖
      │ しょうゆ …………… 大さじ1½
      └ みりん ……………… 大さじ1
- **水溶き片栗粉**
  - 片栗粉 …………………… 小さじ1
  - 水 ………………………… 大さじ1

作り方
1. 豆腐は厚みを2等分し、ペーパータオルに包み、重しをのせて水けをしっかりきる。
2. にんじん、玉ねぎ、しょうがはせん切り、しいたけは軸を取り、薄切りにする。いんげんは斜め薄切りにする。
3. 鍋にひき肉、2のしょうがを入れ、中火で炒める。脂が出たら残りの2を加えて炒め、Aを加え、野菜に火が通ったら、水溶き片栗粉でとろみをつける。
4. 1の豆腐に塩、こしょうをふり、小麦粉を薄くまぶし、ごま油を熱したフライパンで両面しっかりと焼く。
5. 器に4をのせ、3をかける。

やせるPoint!
栄養満点でボリューミー

良質なタンパク質をヘルシーな木綿豆腐と鶏ひき肉でたっぷりとって、糖質もオフ。アンチエイジング、ホルモンバランスを整える効果もあります。あんかけに野菜をたっぷり使えば、栄養もボリュームも満点。ダイエット中のおかずやお酒のつまみにもぴったりです。

おやつやおつまみとしても Good!
油揚げの納豆ピザ

1人分
油揚げ1枚 30g!
納豆1パック 50g!

材料（2人分）
- 油揚げ ……………… 2枚
- 納豆 ………………… 2パック
- 長ねぎ ……………… ½本
- ピザ用チーズ（低脂肪タイプ）
  ……………………… 50g
- しょうゆ …………… 小さじ1

作り方
1. 油揚げは観音開きのように開いて正方形にし、ペーパータオルに包んで、電子レンジで30〜40秒加熱し、油抜きする。長ねぎは斜め薄切りにする。
2. 油揚げに納豆、長ねぎ、チーズをのせ、180℃に予熱したオーブンで10〜15分焼く。
3. 仕上げにしょうゆを回しかける。

やせるPoint!
ホルモンバランスが整う
油揚げと納豆は女性にうれしいイソフラボンなどの栄養素がたっぷり。イソフラボンは、女性ホルモンの減少が引き起こすホルモンバランスの乱れや、骨粗しょう症の予防に効果的です。チーズでカルシウムも補給でき、おやつやおつまみにも最適です。

1人前 / 298kcal
タンパク質 22.5g
脂質 19.1g
炭水化物 9.7g

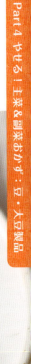
Part 4 やせる！主菜&副菜おかず：豆・大豆製品

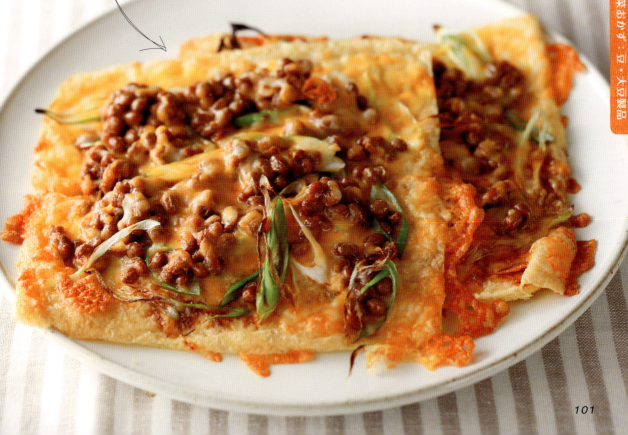

主菜：豆・大豆製品 Recipe

ほっこりと温まる家庭料理
肉豆腐

1人分
木綿豆腐½丁
150g!

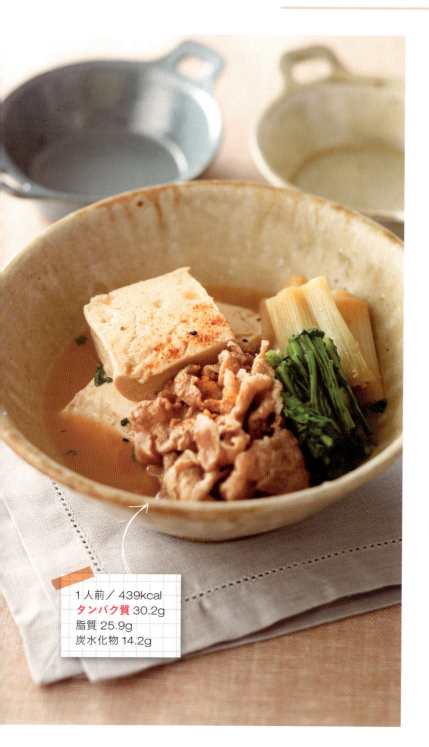

1人前／439kcal
タンパク質 30.2g
脂質 25.9g
炭水化物 14.2g

材料（2人分）

木綿豆腐	1丁
長ねぎ	1本
春菊	½束
和風だし汁	300㎖
酒	大さじ2
豚肩ロースしゃぶしゃぶ用肉	200g
しょうゆ	大さじ1½
みりん	大さじ1
七味唐辛子	適宜

作り方

1 豆腐は食べやすい大きさに切り、長ねぎ、春菊は3cm幅に切る。

2 鍋に和風だし汁、酒、長ねぎを入れ、強火にかけて沸騰させ、豚肉を加え、色が変わるまでゆでる。

3 2にしょうゆ、みりんを加え、再度沸騰したら豆腐を加える。落としぶたをして10～15分、強めの中火で加熱する。

4 3に春菊を加え、さっと火を通し、お好みで七味唐辛子をかける。

やせるPoint!
**血行をよくして
やせやすい体に**

疲労回復、パワー不足を感じたときにとりたい、木綿豆腐と豚肉でタンパク質をしっかり補給。春菊はβ-カロテンやカリウム、鉄が豊富で免疫力をアップさせます。長ねぎと七味唐辛子で、冷えをとって健康な体に。体が冷えると太りやすくなります。

カリカリじゃこが歯ごたえ抜群
豆腐のじゃこサラダ

1人分
絹豆腐½丁
150g!

材料(2人分)

絹豆腐	1丁
ちりめんじゃこ	大さじ2
もやし	½袋
万能ねぎ	3本
しょうが	1かけ
ごま油	大さじ1
しょうゆ	大さじ1
白いりごま	小さじ2

作り方

1　鍋にお湯を沸かし、1%の塩(分量外)を加え、もやしをゆでる。万能ねぎは粗めの小口切り、しょうがはせん切りにする。

2　器にもやし、豆腐を順に盛り、万能ねぎ、白いりごまをふる。

3　小鍋にちりめんじゃこ、ごま油、しょうがを入れ、中火で熱し、香りが出たら火を止め、しょうゆを加え、2にかける。

1人前／183kcal
タンパク質 11.4g
脂質 12.4g
炭水化物 6.9g

やせるPoint!
たくさん食べてもヘルシー

なめらかな絹豆腐とカリカリのちりめんじゃこ、シャキシャキもやしで食感が楽しめます。タンパク質とカルシウムで栄養バランスも良好。万能ねぎとしょうがで体が温まり、アンチエイジング効果や脂肪燃焼効果が期待できるいりごまもポイントです。

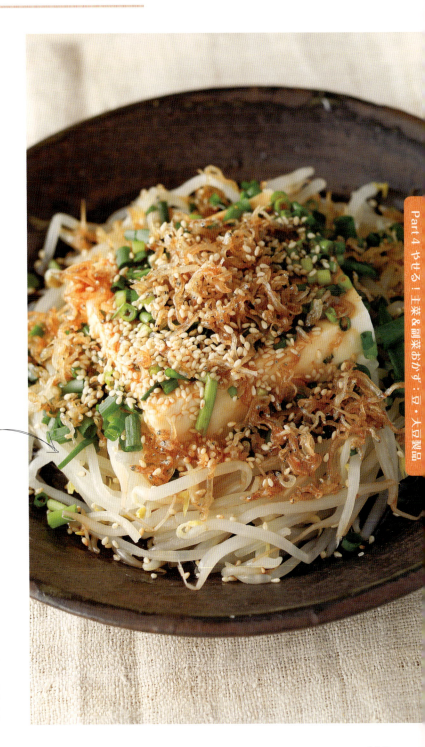

Part4 やせる!主菜&副菜おかず:豆・大豆製品

主菜：豆・大豆製品 Recipe

素材を絡めるようによく混ぜて
ばくだん

1人分
納豆1パック
50g!

やせるPoint!
さっぱりと食べられる
太りにくく、脳の活性化など健康効果が期待できるオメガ3系脂肪酸は、まぐろから摂取。納豆をたっぷり使い、たくあんやきゅうりなどポリポリした嚙みごたえのある、バラエティー豊かな食材でいろいろな味が楽しめます。おつまみにも最適です。

材料（2人分）
- 納豆 ……………………… 2パック
- たくあん ………………… 20g
- きゅうり ………………… 1本
- まぐろ …………………… 100g
- しょうゆ ………………… 小さじ2
- 卵黄 ……………………… 1個
- 万能ねぎ ………………… 2本
- 白いりごま ……………… 小さじ1/2

作り方
1 たくあん、きゅうりはせん切りにする。まぐろは1cmの角切りにし、しょうゆで和える。

2 器に1、納豆を盛り、中心に卵黄をのせ、小口切りにした万能ねぎ、白ごまをかける。

3 お好みでしょうゆ（分量外）をかける。

1人前／225kcal
タンパク質 24.5g
脂質 9.6g
炭水化物 10.2g

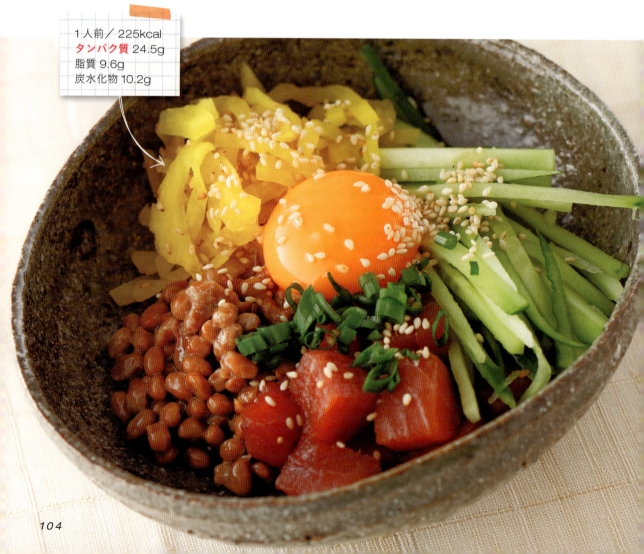

すっぱい梅干しが味の決め手
山いも納豆

1人分
納豆1パック
50g!

やせるPoint!
ダブルねばねば効果で美しく

梅干しのクエン酸は、糖質の代謝を促進させ、疲労回復などに効果的。食物繊維が豊富な山いもは、便秘改善はもちろん、美肌効果も期待できます。ただし、山いもは熱に弱いので加熱せず、すりおろして食べましょう。納豆と山いもでねばねば効果抜群です。

材料（2人分）
- 納豆 …………………… 2パック
- 山いも ………………… 100g
- 梅干し ………………… 1〜2個
- しょうゆ ……………… 小さじ¼
- きざみのり …………… 適量

作り方
1 山いもは皮をむき、せん切りにする。
2 梅干しは種を取り除き、叩いてしょうゆとよく混ぜ合わせておく。
3 1、2、納豆をよく混ぜ、のりをのせる。

1人前／158kcal
タンパク質 10.9g
脂質 5.3g
炭水化物 18.3g

Part 4 やせる！主菜＆副菜おかず：豆・大豆製品

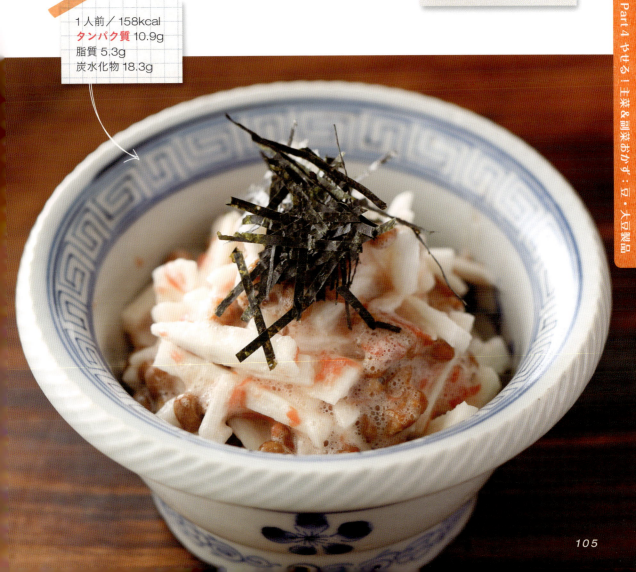

栄養価の高い緑黄色野菜・

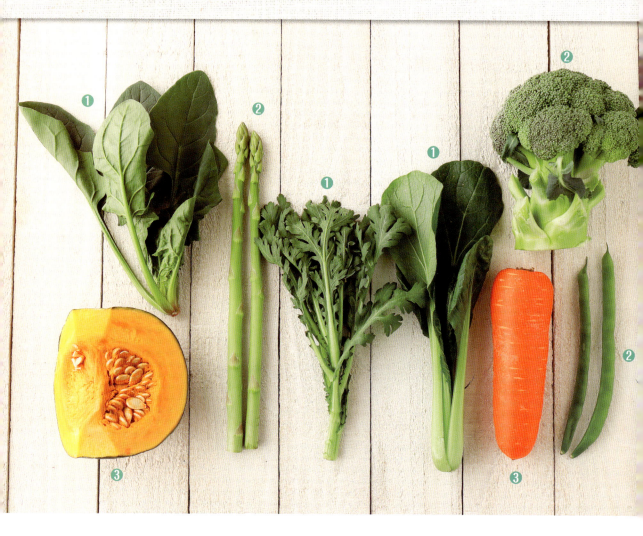

緑黄色野菜
ビタミン・ミネラル・食物繊維など栄養素の供給源

❶ 青菜
ほうれん草や小松菜、チンゲン菜、春菊などの緑の葉野菜のことで、主にβ-カロテンやビタミンC、食物繊維が豊富です。お浸し、サラダ、炒め物、みそ汁の具など。

❷ アスパラガス・ブロッコリー・さやいんげん
アスパラガス、ブロッコリー、さやいんげん、どれも抗酸化成分を含み栄養価の高い野菜です。ビタミンなど栄養素の流失を防ぐため、ゆでるときはサッとにしましょう。

❸ にんじん・かぼちゃ
どちらもβ-カロテンが豊富で皮の部分に栄養素が多く含まれています。にんじんは、生で食べるよりも油を使って食べると、栄養素を効果的にとりいれることができます。かぼちゃは美肌効果の高いビタミンEが豊富。

きのこ類・海藻類をとる

糖質の吸収を抑える食物繊維が豊富

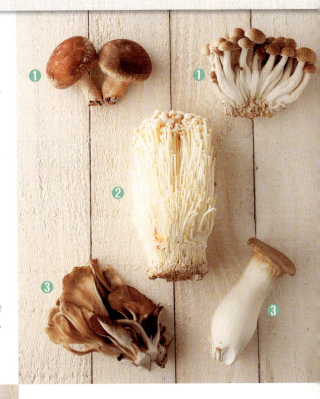

きのこ類
低カロリーで水溶性食物繊維が豊富なダイエット食材

❶ しいたけ・しめじ
しいたけやしめじは、食物繊維や代謝をアップさせるビタミンDを含みます。ビタミンDは日光により増えるため、しいたけより干ししいたけのほうが栄養価がアップします。

❷ えのきたけ
食物繊維はもちろんのこと、糖質や脂質の代謝に関わるナイアシンが豊富。免疫力アップ効果も期待できます。食べるときは加熱調理をしてから食べましょう。生食はNGです。

❸ まいたけ・エリンギ
きのこ類に含まれるβ-グルカンは、免疫力促進や抗がん作用があり、まいたけにもβ-グルカンが豊富に含まれます。エリンギの食物繊維含有量は、きのこの中でダントツです。

海藻類
ビタミン、ミネラルをバランスよく含むお助け食材

❶ わかめ
わかめにはビタミン、ミネラルや水溶性・不溶性食物繊維が含まれているので、腸内環境を良好に保ちます。サラダや酢の物、スープやみそ汁に。

❷ 海藻ミックス
わかめ、こんぶ、茎わかめなど数種類の海藻をミックスしたもので、乾燥した状態で販売されています。水で戻して簡単に使えるので便利。

❸ 焼きのり
タンパク質をはじめ、野菜に匹敵するほどのビタミンC、ミネラル、食物繊維が豊富。おにぎり、佃煮、ナムル、和え物に入れて。

副菜：野菜Recipe

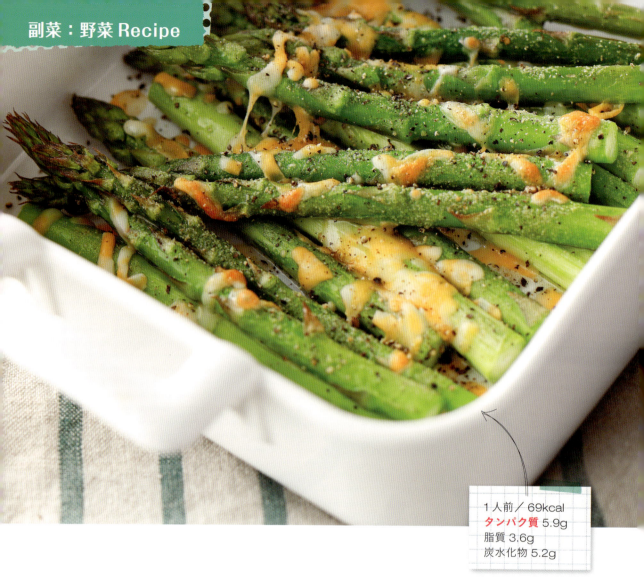

1人前／69kcal
タンパク質 5.9g
脂質 3.6g
炭水化物 5.2g

チーズをまぶしてオーブンで焼くだけ

アスパラのオーブン焼き

材料（2人分）
グリーンアスパラガス ……… 10本
オリーブオイル ………… 小さじ1
ハーブソルト ………… 小さじ½
シュレッドチーズ（低脂肪タイプ）
　……………………… 大さじ2

作り方
1 アスパラは根元のかたい部分を取り除き、オリーブオイルとハーブソルトで和える。

2 耐熱皿に1を入れ、チーズをかけ200℃に予熱したオーブンで5〜6分焼く。

やせるPoint!
アスパラガスで老化防止

アスパラガスには、ルチンやアスパラギン酸のほか抗酸化作用の高い栄養素が豊富に含まれ、特にアスパラギン酸は糖質の代謝を促進するので疲労回復効果が期待できます。シュレッドチーズは、低脂肪タイプのものを選んでカロリーを抑えましょう。

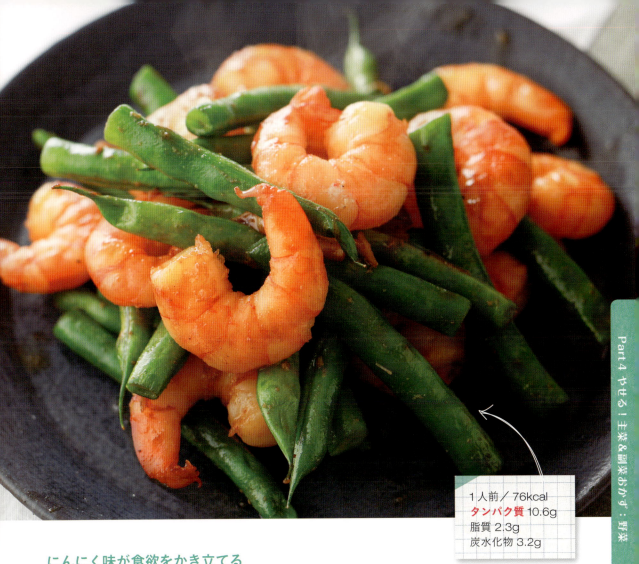

1人前／76kcal
タンパク質 10.6g
脂質 2.3g
炭水化物 3.2g

にんにく味が食欲をかき立てる

いんげんとえびの ガーリック炒め

材料（2人分）
いんげん	20本
にんにく	1かけ
オリーブオイル	小さじ1
むきえび	100g
しょうゆ	大さじ½

作り方

1 いんげんは3cm幅に切り、にんにくは薄切りにする。

2 フライパンにオリーブオイルとにんにくを中火で熱し、えびを炒める。

3 えびに火が通ったら、いんげんを加えて炒め、しょうゆを回しかける。

やせるPoint!
油と一緒にとって免疫力アップ

オリーブオイルと一緒にとることで、いんげんのβ-カロテン吸収率がアップします。また、体内でビタミンAに変換するのでがん予防も期待できます。高タンパク・低カロリー、低糖質のえびは、老化防止に効果的なのでダイエット中に最適な食材です。

副菜：野菜 Recipe

ヨーグルトでヘルシードレッシング
春菊とくるみのサラダ

材料（2人分）
- 春菊 …………………………… 1袋
- 長ねぎ ………………………… ½本
- 水きりヨーグルト(P.54) …… 30g
- ポン酢しょうゆ ………… 大さじ2
- くるみ ………………………… 20g

作り方
1 春菊はやわらかい葉の部分を3cm幅に切り、長ねぎは斜め薄切りにする。

2 ザルに1を入れ、2～3回洗い、10分ほどきれいな水に浸す。しっかりと水けをきり、保存袋に入れ、冷蔵庫で30分以上休ませる。

3 水きりヨーグルトとポン酢しょうゆをしっかり混ぜ合わせる。

4 器に2を盛り、くるみを散らし、3をかける。

やせるPoint!

老化防止に効く成分がたっぷり

くるみにはえごま油などに含まれるα-リノレン酸が豊富に含まれています。また、ビタミンEやポリフェノールなどの抗酸化成分が豊富。免疫力を向上させる春菊と一緒に食べれば老化防止効果も。ドレッシングは、水きりヨーグルトでヘルシーに。

1人前／105kcal
タンパク質 4.1g
脂質 7.5g
炭水化物 7.4g

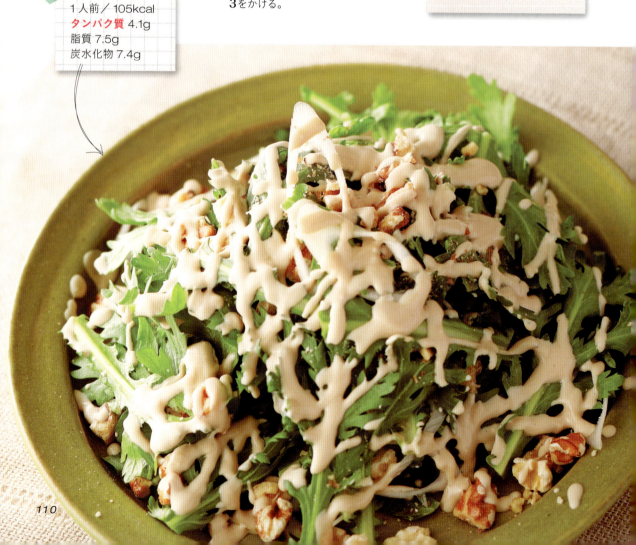

口直しや箸休めにさっぱりとした味わい
にんじんとグレープフルーツのラペ

材料 (2人分)
にんじん ……………………… 1本
塩 …………………………… 小さじ½
グレープフルーツ …………… ½個
はちみつ ……………………… 小さじ1
オリーブオイル ……………… 小さじ½

作り方
1 にんじんはスライサーで細いせん切りにし、塩で和える。

2 グレープフルーツはナイフで房取りし、ボウルに入れ、残りの果汁を搾り、はちみつを加える。

3 2に水けをしぼった1、オリーブオイルを加え、よく混ぜる。

やせるPoint!
グレープフルーツで口の中が爽やかに

にんじんのβ-カロテンは油と一緒にとることで吸収率がアップするため、オリーブオイルと一緒に。グレープフルーツは、糖度が低くダイエット中のビタミンC摂取に最適。ただし、飲み合わせのよくない薬があるので、薬を服用中の人は注意が必要です。

1人前／78kcal
タンパク質 1.1g
脂質 1.2g
炭水化物 17.2g

Part4 やせる！主菜&副菜おかず：野菜

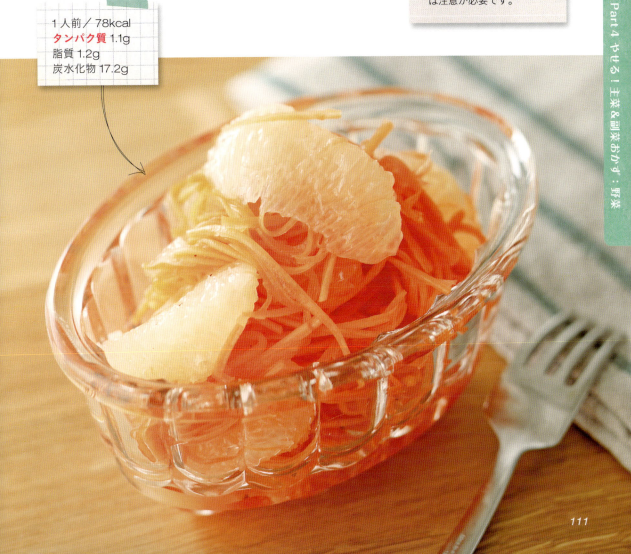

副菜：野菜 Recipe

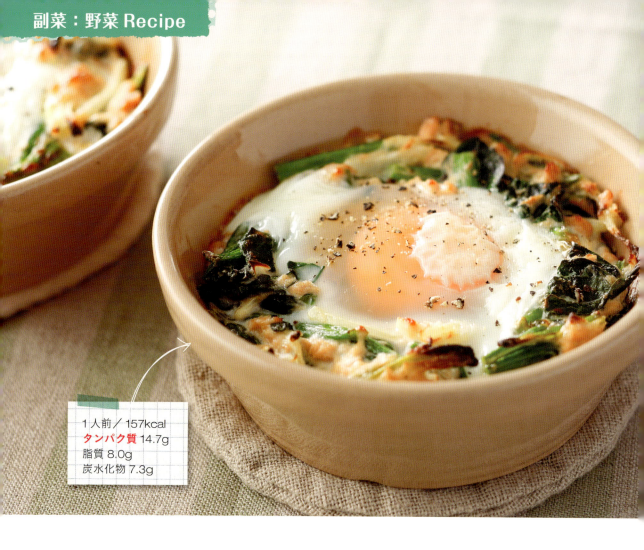

1人前／157kcal
タンパク質 14.7g
脂質 8.0g
炭水化物 7.3g

ツナと卵でタンパク質補給！
ほうれん草の巣ごもり

材料（2人分）
ほうれん草 ………………… 1袋
玉ねぎ ……………………… ½個
ツナ（ノンオイル） ………… 小1缶
マヨネーズ（カロリーオフタイプ）
………………………… 大さじ2
塩・こしょう ……………… 各適量
卵 …………………………… 2個

作り方
1 鍋にお湯を沸かし、1%の塩（分量外）を加え、ほうれん草をゆでる。水にさらしてアクを抜き、2cm幅に切り、水けをしぼる。玉ねぎは薄切りにする。

2 ボウルに汁けをきったツナ、**1**、マヨネーズ、塩、こしょうを入れてよく混ぜ、耐熱容器に入れる。

3 **2**の中心にくぼみを作り、卵をのせ、180℃に予熱したオーブンで10分焼く。

やせるPoint!
ノンオイル、カロリーオフを上手に利用

鉄分が豊富なほうれん草は、貧血を防止し顔色をよくします。β-カロテンやビタミンCも多く含んでいるので、肌つやをよくして美肌効果も期待できます。ツナはノンオイル、マヨネーズはカロリーオフを使用すれば、ダイエット中でも気にせず食べられます。

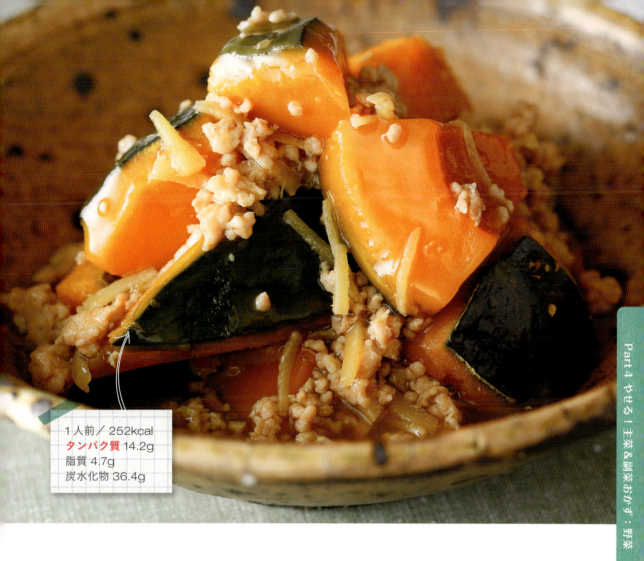

1人前／252kcal
タンパク質 14.2g
脂質 4.7g
炭水化物 36.4g

Part 4 やせる！主菜＆副菜おかず：野菜

ほっくりとおいしい昔ながらの味
かぼちゃのひき肉あんかけ

材料 (2人分)
かぼちゃ	¼個
しょうが	½かけ
鶏ひき肉	100g
和風だし汁	200㎖
しょうゆ	大さじ½
みりん	大さじ1
水溶き片栗粉	
片栗粉	小さじ1
水	大さじ1

作り方

1 かぼちゃはひと口大に切り、しょうがは細いせん切りにする。

2 鍋にひき肉、しょうがを入れて弱めの中火で炒め、和風だし汁、しょうゆ、みりんを加える。沸騰したらかぼちゃを入れ、落としぶたをし、ふたをして中火で10分ほど煮る。

3 器に2のかぼちゃだけ盛る。

4 2のひき肉の入った煮汁を中火にかけて沸騰させ、水溶き片栗粉でとろみをつけ、3にかける。

やせるPoint!

美肌効果、便秘改善の美容食

β-カロテン、ビタミンC、Eと抗酸化作用の高い栄養素が豊富なかぼちゃ。皮に栄養素が多く含まれているので、よく洗って皮ごと食べましょう。食物繊維も多いので、便秘改善効果が期待できます。糖質はやや多めなので、食べすぎに注意しましょう。

副菜：野菜 Recipe

カルシウムたっぷり、簡単で栄養満点！
小松菜とじゃこのナムル

材料（2人分）

- 小松菜 …………………… 1袋
- 長ねぎ …………………… 1/4本
- しょうが ………………… 1/2かけ
- 白すりごま ……………… 大さじ1
- ごま油 …………………… 小さじ2
- 塩 ………………………… 小さじ1/2
- ちりめんじゃこ ………… 大さじ2

作り方

1 鍋にお湯を沸かし、1％の塩（分量外）を加え、小松菜をゆでる。3cm幅に切り、水けをしぼる。長ねぎとしょうがはみじん切りにする。

2 ボウルに長ねぎ、しょうが、白すりごま、ごま油、塩を入れてよく混ぜ、**1**、じゃこを加えてさらに混ぜる。

やせるPoint!
カルシウム不足を感じたら

小松菜は青菜のなかでもカルシウムが豊富なうえ、ビタミンC、Eや鉄分、β-カロテン、食物繊維を含む栄養満点の緑黄色野菜です。美肌効果、免疫力アップ、デトックス効果などうれしい効能も期待されているので、ダイエット中に限らず食べましょう。

1人前／93kcal
タンパク質 4.5g
脂質 6.9g
炭水化物 4.3g

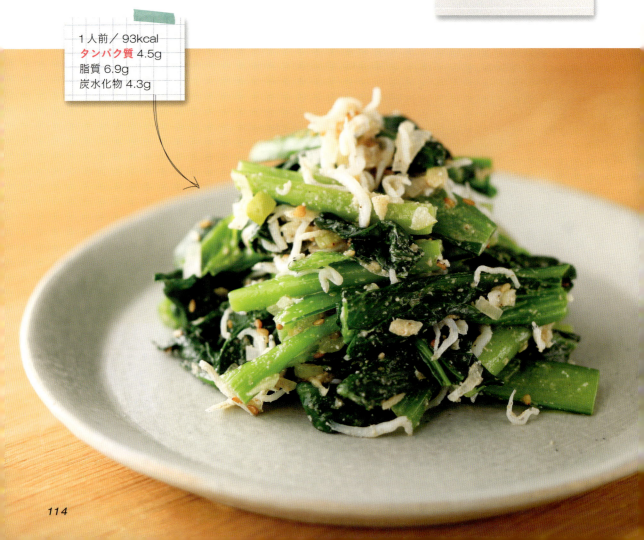

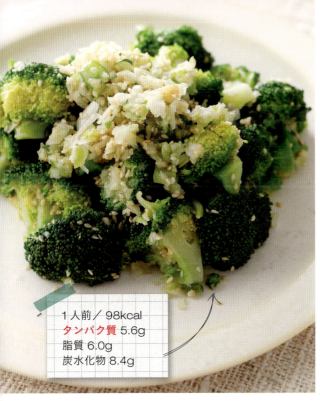

香味野菜が味を引き立てる
ブロッコリーのねぎソース

材料（2人分）
ブロッコリー	1個
しょうが	1かけ
長ねぎ	½本
白いりごま	大さじ1
ごま油	大さじ½
塩	小さじ½

作り方
1 ブロッコリーはひと口大の小房に分け、しょうが、長ねぎはみじん切りにする。

2 鍋にお湯を沸かし、1％の塩（分量外）を加え、ブロッコリーをさっとゆで、水けをきる。

3 ボウルにしょうが、長ねぎ、白いりごま、ごま油、塩を入れてよく混ぜ、2を加えて和える。

1人前／98kcal
タンパク質 5.6g
脂質 6.0g
炭水化物 8.4g

食欲のないときでもサラッと飲める
春菊のとろとろスープ

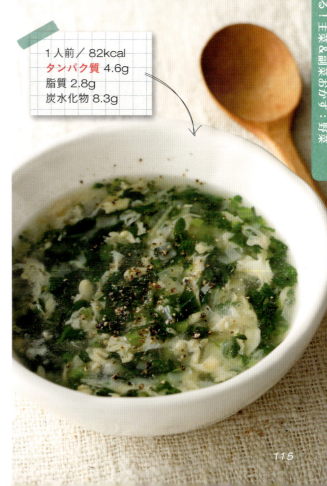

1人前／82kcal
タンパク質 4.6g
脂質 2.8g
炭水化物 8.3g

材料（2人分）
春菊	½袋
長ねぎ	½本
しょうが	1かけ
A 鶏がらスープの素	小さじ1½
水	400㎖
酒	大さじ1
塩	小さじ⅓
卵	1個
水溶き片栗粉	
片栗粉	小さじ2
水	大さじ2
こしょう	適量

作り方
1 春菊は1cm幅に切り、長ねぎは粗みじん切り、しょうがは細かいみじん切りにする。

2 鍋にA、酒を入れて強めの中火にかけ、沸騰したら1、塩を加え、さらに沸騰させる。

3 2に水溶き片栗粉を加えてとろみをつけ、卵を溶いて回しかける。仕上げにこしょうをふる。

副菜：きのこ・海藻類 Recipe

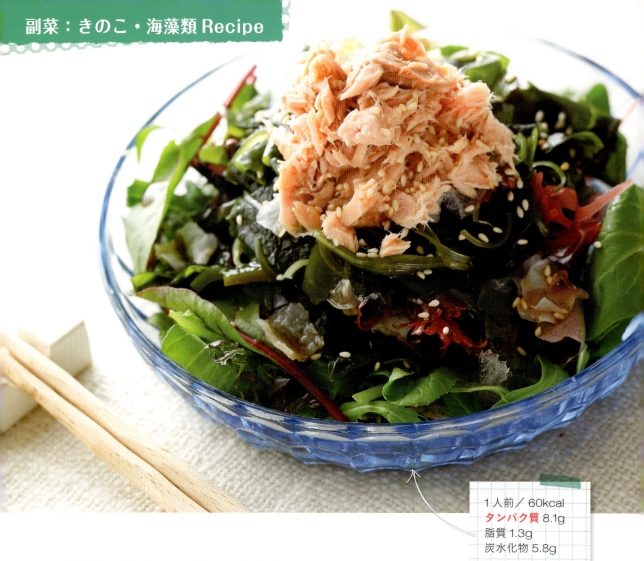

1人前／60kcal
タンパク質 8.1g
脂質 1.3g
炭水化物 5.8g

ビタミンとミネラルがたっぷりとれる
海藻とツナのサラダ

材料 (2人分)

海藻ミックス(乾燥) ………… 15g
ツナ(ノンオイル) ………… 小1缶
ベビーリーフ ……………… 150g
白いりごま ……………… 小さじ1
ポン酢しょうゆ …………… 適量

作り方

1 海藻ミックスは水につけて戻し、しっかり水けをきる。

2 お皿にベビーリーフを敷き、海藻ミックス、汁けを切ったツナをのせ、白いりごまをふり、ポン酢しょうゆをかける。

やせるPoint!

海藻類で腸内をキレイに

ビタミン、ミネラルのほか、水溶性食物繊維が豊富な海藻類は、便秘を改善して腸内環境を整えます。小さいうちに摘み取ったベビーリーフには、タンパク質やビタミンが、成熟した葉物野菜より多く含まれています。ツナはノンオイルにしてカロリーカットを。

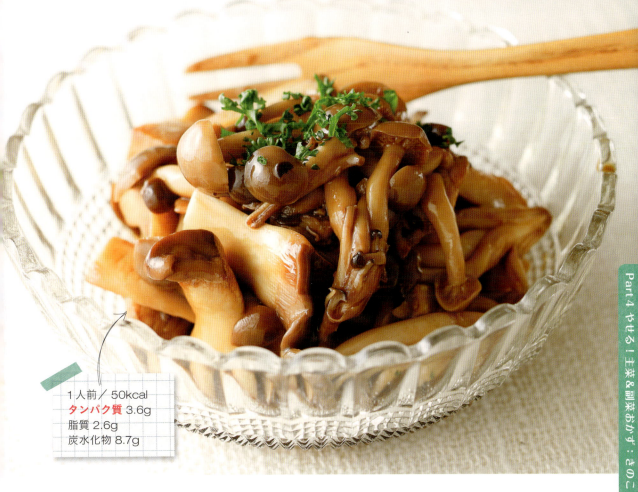

1人前／50kcal
タンパク質 3.6g
脂質 2.6g
炭水化物 8.7g

バルサミコ酢を煮詰めてコク出し

きのこのバルサミコマリネ

材料（2人分）
- しめじ・エリンギ …… 各1パック
- にんにく ………………… 1かけ
- オリーブオイル ………… 小さじ1
- バルサミコ酢（半量に煮詰めたもの） ……………… 大さじ1
- しょうゆ ………………… 大さじ1
- パセリ …………………… 適量

作り方
1 しめじは石づきを切り落としてほぐし、エリンギは縦に4等分に切る。にんにくは薄切りにする。

2 フライパンにオリーブオイルを中火で熱し、しめじ、エリンギを炒める。しんなりしてきたらにんにくを加え、きのこを焦がすように炒める。

3 2にバルサミコ酢、しょうゆを加え、1分ほど炒める。

4 器に3を盛り、パセリをふる。

やせるPoint!
きのこでかさ増しアップ

低カロリーで噛みごたえのあるきのこは、ダイエットや便秘改善に効果的なのでたっぷり使用しましょう。バルサミコ酢のクエン酸で体のサビを防止。バルサミコ酢は煮詰めることにより、ツンとくる独特な香りが和らぎ、濃厚なソースのようになります。

副菜：きのこ・海藻類 Recipe

わかめと一緒に食べて健康効果
たけのこの若竹煮

材料 (2人分)
- わかめ（塩蔵） 30g
- たけのこ 1本
- しょうが ½かけ
- だし汁 300mℓ
- 薄口しょうゆ 大さじ1½
- みりん 大さじ1

作り方
1. わかめは水にさらして塩けを抜き、水けを絞って3cm幅に切る。たけのこはひと口大の乱切りにする。しょうがは細いせん切りにする。
2. 鍋にだし汁、薄口しょうゆ、みりんを入れ、強火で沸騰させ、たけのこを加え、落としぶたをして中火で10分ほど煮る。
3. 2にしょうが、わかめを加え、ひと煮立ちしたら火を止め、粗熱が取れるまで冷ます。

やせるPoint!

噛みごたえで満足度大
低カロリーなうえ、血糖値の上昇を抑えるわかめと、タンパク質、カリウム、食物繊維を多く含むたけのこは、一緒に食べることによって高血圧など生活習慣病予防が期待できます。たけのこは噛みごたえがあるので、咀嚼回数が増えて満腹感が得られます。

1人前／62kcal
タンパク質 4.8g
脂質 0.4g
炭水化物 9.9g

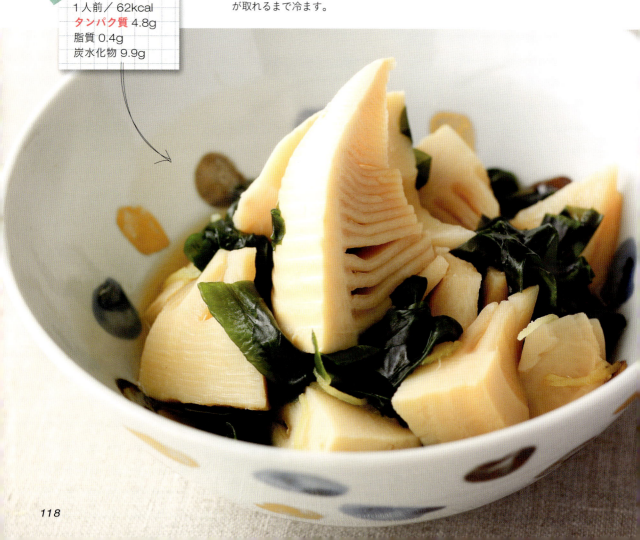

豚肉の旨みがきのこに染み込む
たっぷりきのこの豚肉巻き

材料 (2人分)

- えのきたけ・エリンギ …… 各1パック
- 万能ねぎ …… 1本
- 豚ロースしゃぶしゃぶ用肉 10枚
- 塩・こしょう …… 少々
- 大根おろし …… 適量
- ポン酢しょうゆ …… 適量

作り方

1. えのきたけは10等分に割き、エリンギは縦に10等分に切る。万能ねぎは小口切りにする。
2. 豚肉をひろげ、塩、こしょうをふり、えのきたけ、エリンギをのせて巻く。
3. 沸騰した蒸し器に2を入れ、15分ほど蒸す。
4. 器に3を盛り、大根おろしをのせ、ポン酢しょうゆをかけ、万能ねぎをのせる。

やせるPoint!

豚肉は蒸してヘルシーに

油を使用せず、蒸すからカロリーカットでヘルシーに。不溶性食物繊維が多く、噛みごたえのあるえのきとエリンギで便秘改善効果も。不溶性食物繊維は水に溶けないので、そのまま腸まで届き、腸内清掃に役立ちます。大根おろしでさっぱりと食べられます。

1人前／235kcal
タンパク質 25.2g
脂質 12.5g
炭水化物 8.9g

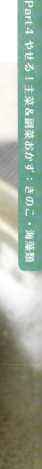

Part4 やせる！主菜＆副菜おかず：きのこ・海藻類

副菜：きのこ・海藻類 Recipe

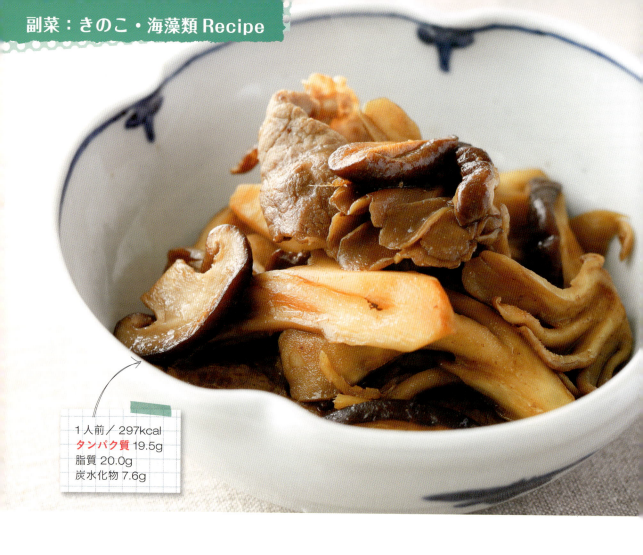

1人前／297kcal
タンパク質 19.5g
脂質 20.0g
炭水化物 7.6g

しょうが風味がポイント
きのこと牛肉のしぐれ煮

材料（2人分）

まいたけ・しいたけ ‥ 1パック分
牛薄切り肉 ･････････････ 200g
しょうが ･･････････････ 1かけ
和風だし汁 ･･････････････ 100ml
しょうゆ・みりん ･･････ 各大さじ1

作り方

1　まいたけは食べやすい大きさにほぐし、しいたけは軸を切り落とし1cm幅に切る。しょうがは細いせん切りにする。

2　鍋に牛肉としょうがを入れ、中火で熱しながら脂を出すように炒める。

3　2にまいたけ、しいたけ、和風だし汁、しょうゆ、みりんを加え、煮きるように炒める。

やせるPoint!

まいたけとしいたけで免疫力アップ

きのこ類には、β-グルカンというナチュラルキラー細胞など免疫機能に関わる細胞を活性化させる成分も豊富に含まれているので、積極的にとりましょう。また、しょうがは体を温めるため冷え性改善、血行促進、脂肪燃焼などに効果的です。

とろろ昆布で糖質＆脂肪をカット
もみのりととろろのお吸い物

材料（2人分）

もみのり	2つまみ
とろろ昆布	10g
万能ねぎ	1/3本
梅干し	2粒

作り方

1 万能ねぎは小口切りにする。

2 お椀に全ての材料を入れて熱湯をかけ、梅干しを崩しながらいただく。

1人前／8kcal
タンパク質 0.5g
脂質 0.1g
炭水化物 1.9g

低カロリー・低糖質で安心
きのことかぶのとろとろ煮

1人前／116kcal
タンパク質 4.5g
脂質 0.6g
炭水化物 20.8g

材料（2人分）

しめじ・えのきたけ	合わせて1パック
かぶ	3個
A／和風だし汁	250ml
＼酒	大さじ1
B／和風だし汁	150ml
｜酒	大さじ1
｜薄口しょうゆ・みりん	各大さじ1½
＼塩	適量
水溶き片栗粉	
／片栗粉	小さじ1
＼水	大さじ1

作り方

1 かぶは茎を2cmほど残し、縦4等分に切る。しめじは石づきを切り落としてほぐし、えのきたけは食べやすい大きさに切る。

2 鍋にAを入れて強火にかけ、沸騰したらかぶを加える。落としぶたをして中火で5分ほど煮る。

3 別の鍋にB、きのこを入れて中弱火にかけ、5分ほど煮て、水溶き片栗粉を加え、とろみをつける。

4 器に2を盛り、3をかける。

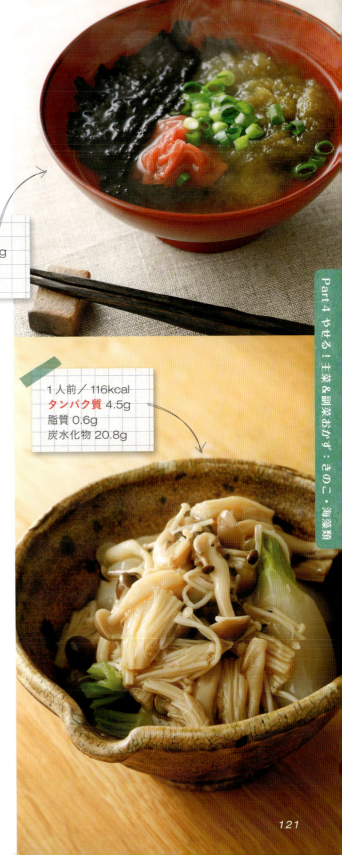

Part 4 やせる！主菜＆副菜おかず：きのこ・海藻類

Column：おすすめおやつ

おやつはガマンしすぎず、かしこくつき合う！

ダイエット中だからといっておやつをガマンするのは逆効果。
小腹が空いた時に食べてもいいOKおやつとNGおやつを紹介します。

ダイエット時におすすめ！

○ ナッツ類
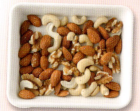
タンパク質や食物繊維が多く血糖値の上昇を抑え、老化防止効果もあります。ただし、食べすぎは禁物です。

○ 高タンパクヨーグルト
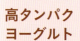
乳酸菌が腸内環境を整え、便秘の改善にもつながります。糖分が入っていないプレーンタイプを選びましょう。

○ チーズ・ゆで卵
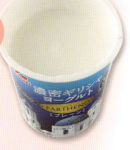
甘いものではなく塩気のあるものを食べたいときは、チーズやゆで卵を。おやつでもタンパク質を補給しましょう。

できるだけ避けたい！

× 焼き菓子・ケーキ
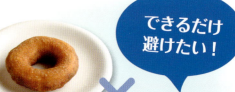
砂糖やバター、ショートニングなどを使用しているため高カロリー。トランス脂肪酸が含まれている可能性も。

× チョコレート
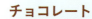
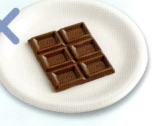
市販されている比較的安価なチョコレートの主成分は砂糖です。食べるならカカオ含有率70％以上のものを。

× フルーツ
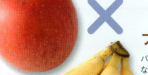
バナナやりんご、ぶどうなどは糖質が多く、特にバナナは、腹持ちはよいのですがおすすめはできません。

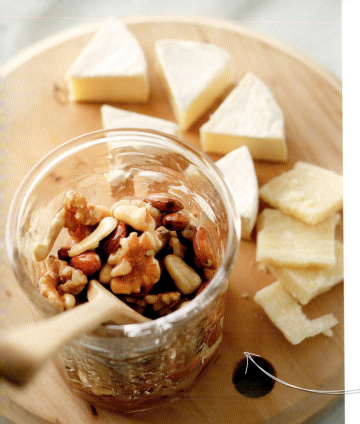

ナッツで老化防止
ナッツのはちみつ漬け

材料 (2人分)
無塩ローストナッツ ……………………… 150g
はちみつ ……………………………………… 150g
シナモンスティック ……………………… 1本
八角 …………………………………………… 1個

作り方
1 保存用の瓶に全ての材料を入れ、そのまま冷蔵庫で3日寝かす。

2 チーズにのせたり、紅茶に入れたりしていただく。

> 1人前／712kcal
> **タンパク質** 12.4g
> 脂質 47.7g
> 炭水化物 72.2g

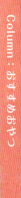

Column：おすすめおやつ

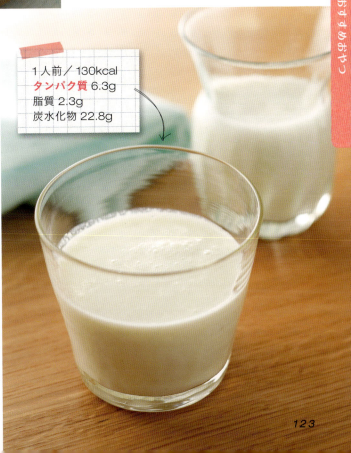

濃厚なヨーグルトをさっぱりと摂取
ギリシャヨーグルトとグレープフルーツのスムージー

> 1人前／130kcal
> **タンパク質** 6.3g
> 脂質 2.3g
> 炭水化物 22.8g

材料 (2人分)
ギリシャヨーグルト ……………………… 100g
グレープフルーツ ………………………… 1個
セロリ ………………………………………… ½本
はちみつ ……………………………………… 適宜

作り方
1 グレープフルーツはナイフで房取りし、果汁も搾る。セロリは1cm角に切る。

2 ミキサーに**1**とギリシャヨーグルトを入れて攪拌し、お好みではちみつを加える。

＊水分が足りないようなら水もしくは氷を加える。

Column：コンビニ活用術

コンビニの誘惑に負けないコツ

便利で誘惑が多いコンビニエンスストア。
余計なものを購入する習慣を見直して、ダイエットを成功させましょう。

パン・お弁当売り場に近づかない

コンビニのお弁当やパン（菓子パン・惣菜パン）は高カロリー・高脂質・高糖質です。

お弁当は揚げ物など加工品がぎっしりつまっていますし、使用している油もおそらくサラダ油などの植物油脂なので、健康のためにはとらないほうがベター。

パンも高糖質・高カロリーです。小麦と砂糖のほか、マーガリン、ショートニングなどの安価な植物油脂も使用されているので、主食にしないようにしましょう。

コンビニスイーツ・アイスクリームの代わりにヨーグルトを買う

誘惑の多いコンビニスイーツですが、スイーツは糖質のかたまりなのでダイエット中に一番食べてほしくないおやつといえます。アイスクリームも同様です。

コンビニで買ってもいいスイーツは、ただひとつ、ヨーグルトです。ヨーグルトの乳酸菌は、腸内環境を整え、便秘予防、美肌効果、免疫力のアップ効果などが期待できます。糖質量が最も少なく、タンパク質量が多いギリシャヨーグルトを選びましょう。

おつまみ・缶詰を買うのが一番！

ちょっとお酒を飲みたいときに、スナック菓子や柿ピーなどのつまみも一緒に購入しがち。そんなときはスナック菓子ではなく、缶詰を購入しましょう。さばやいわしなどの缶詰からは、タンパク質、DHAやEPA、カルシウムが摂取できます。

ほかに、ナッツ類（無塩）や、さきいか、うずらの味付け卵などもおすすめです。しかし、味付けが濃いものが多いので、食べすぎには注意しましょう。

ビールや清涼飲料水も控えめに

ビールやチューハイ、日本酒、ワイン、甘いカクテルなどには糖質が含まれていますので、飲みすぎには注意しましょう。甘い清涼飲料水やジュース、加糖のコーヒーやカフェオレなども控えめにしましょう。

人工甘味料を使用している、カロリーゼロの飲み物も避けましょう。確かに血糖値は上がらずインスリン分泌もおこりませんが、甘い物をとることで糖質依存から抜け出しにくくなってしまいます。

ダイエット時におすすめ！ OK!

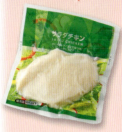

サラダチキン
鶏肉としてはOK。ただし、加工品のため塩分量は高め。添加物が気になるところ。

ひじきと豆のサラダ
豆で植物性タンパク質を、ひじきでカルシウム、ミネラルを摂取。副菜にぴったり。

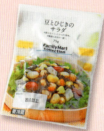

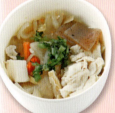

具だくさんスープ
野菜がたくさん入っているので、サラダ代わりにも。時間がないランチタイムに便利。

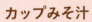

カップみそ汁
みそ汁は発酵食品のみそを使用しているので、腸内環境を整えます。具材の種類も豊富。

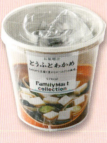

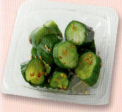

きゅうりの漬け物
カリウム豊富なきゅうり。漬け物は、ついつい食べてしまうので塩分過多に注意。

太りやすいから、なるべく避けて！ NG!

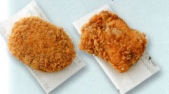

おにぎり
白米のおにぎりは糖質が多く、コンビニのおにぎりは80g以上なのでNG。

コロッケ・フライドチキン
高カロリー食品なのでNG。使用している揚げ油も不明なので避けましょう。

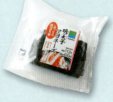

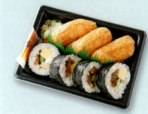

いなり寿司＆太巻き
ご飯の量が多くボリュームがあり、糖質・カロリーともに多いのでNG。

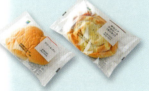

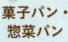

ポテトサラダ
いも類は糖質が多め。マヨネーズも使用されているので避けたいサラダです。

菓子パン・惣菜パン
ダイエットの大敵である小麦と砂糖を使用し、高カロリーなうえに糖質過多。

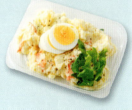

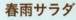

春雨サラダ
一見ヘルシーそうですが、市販の春雨サラダには油が使用されています。

ミートソースパスタ
コンビニのパスタは意外と高カロリーなので、ダイエット中は避けましょう。

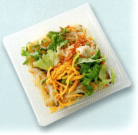

Column：コンビニ活用術

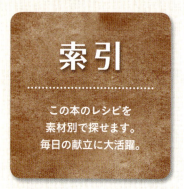

索引

この本のレシピを素材別で探せます。毎日の献立に大活躍。

肉類

牛肉
- チャプチェ ……………………………… 46
- ランプステーキ ………………………… 66
- 牛しゃぶと蒸しなすのサラダ ………… 68
- 牛ヒレ肉とほうれん草の辛子あえ …… 69
- きのこと牛肉のしぐれ煮 ……………… 120

鶏肉
- 鶏むね肉のカチャトーラ ……………… 42
- 鶏むね肉のタンドリーチキン ………… 54
- スチームロールチキン ………………… 56
- さっぱり棒棒鶏 ………………………… 57
- ささみの柚子こしょう焼き …………… 58
- ささみとかぶのマスタードサラダ …… 59
- 豆腐のステーキ 野菜のあんかけ …… 100
- かぼちゃのひき肉あんかけ …………… 113

豚肉
- ゴーヤチャンプルー …………………… 49
- 豚のみそ漬け …………………………… 60
- 黒酢の酢豚 ……………………………… 62
- 赤身豚ひき肉の和風ハンバーグ ……… 63
- 豚テキ …………………………………… 64
- 豚しゃぶサラダ ………………………… 65
- 肉豆腐 …………………………………… 102
- たっぷりきのこの豚肉巻き …………… 119

レバー
- レバーといんげんのガーリック炒め … 70
- レバーペースト ………………………… 72
- レバーのバルサミコ煮 ………………… 73

魚介類・貝類・海藻類・魚加工品

あさり
- アクアパッツア ………………………… 80

あじ
- なめろう ………………………………… 79

いか
- いかとカリフラワーのサラダ ………… 87

いわし
- つみれ汁 ………………………………… 78

えび
- いんげんとえびのガーリック炒め …… 109

海藻ミックス
- 海藻とツナのサラダ …………………… 116

かき
- かきとじゃがいものグラタン ………… 84

鮭
- ちゃんちゃん焼き ……………………… 48
- 鮭の南蛮漬け …………………………… 82

さば
- さばのホイル焼き ……………………… 76

しらす干し・ちりめんじゃこ
- ふわっふわのしらすだし巻き卵 ……… 90
- 豆腐のじゃこサラダ …………………… 103
- 小松菜とじゃこのナムル ……………… 114

たこ
- たこのトマト煮 ………………………… 86

たら
- アクアパッツア ………………………… 80

ツナ(缶)
- ほうれん草ときのこのスペインオムレツ … 45
- ほうれん草の巣ごもり ………………… 112
- 海藻とツナのサラダ …………………… 116

とろろ昆布
- もみのりととろろのお吸い物 ………… 121

のり
- 山いも納豆 ……………………………… 105
- もみのりととろろのお吸い物 ………… 121

ぶり
- ぶりのバルサミコステーキ …………… 83

ほたて
- ほたての中華蒸し ……………………… 87

まぐろ
- ばくだん ………………………………… 104

わかめ
- わかめスープ …………………………… 46
- たけのこの若竹煮 ……………………… 118

野菜

青じそ
- 赤身豚ひき肉の和風ハンバーグ ……… 63

いんげん
- チャプチェ ……………………………… 46
- スチームロールチキン ………………… 56
- レバーといんげんのガーリック炒め … 70
- 豆腐のステーキ 野菜のあんかけ …… 100
- いんげんとえびのガーリック炒め …… 109

えごまの葉
- なめろう ………………………………… 79

貝割れ菜
- 豚テキ …………………………………… 64

かぶ
- ささみとかぶのマスタードサラダ …… 59
- きのことかぶのとろとろ煮 …………… 121

かぼちゃ
- かぼちゃのひき肉あんかけ …………… 113

カリフラワー
- いかとカリフラワーのサラダ ………… 87

キャベツ
- ちゃんちゃん焼き ……………………… 48
- 鶏むね肉のタンドリーチキン ………… 54
- 豚テキ …………………………………… 64

きゅうり
- ばくだん ………………………………… 104

グリーンアスパラガス
- ちゃんちゃん焼き ……………………… 48
- アスパラのオーブン焼き ……………… 108

クレソン
- 豚のみそ漬け …………………………… 60
- ランプステーキ ………………………… 66

ゴーヤ
- ゴーヤチャンプルー …………………… 49

小松菜
- 小松菜としめじのおすまし …………… 48
- 小松菜とじゃこのナムル ……………… 114

しし唐辛子
- ささみの柚子こしょう焼き …………… 58

春菊
- 肉豆腐 …………………………………… 102
- 春菊とくるみのサラダ ………………… 110
- 春菊のとろとろスープ ………………… 115

ズッキーニ
- 鶏むね肉のカチャトーラ ……………… 42
- 煮卵と野菜の揚げ浸し ………………… 95

セロリ
- ミックスビーンズのサラダ …………… 42
- じゃがいもの豆乳スープ ……………… 45
- さばのホイル焼き ……………………… 76
- 玉ねぎとセロリときのこたっぷりのオムレツ … 94
- ギリシャヨーグルトとグレープフルーツのスムージー … 123

大根
- 赤身豚ひき肉の和風ハンバーグ ……… 63
- ランプステーキ ………………………… 66
- 牛しゃぶと蒸しなすのサラダ ………… 68
- つみれ汁 ………………………………… 78
- ふわっふわのしらすだし巻き卵 ……… 90
- たっぷりきのこの豚肉巻き …………… 119

たけのこ
- たけのこの若竹煮 ……………………… 118

玉ねぎ
- 鶏むね肉のカチャトーラ ……………… 42
- ミックスビーンズのサラダ …………… 42
- ほうれん草ときのこのスペインオムレツ … 45
- 黒酢の酢豚 ……………………………… 62
- レバーといんげんのガーリック炒め … 70
- レバーペースト ………………………… 72
- アクアパッツア ………………………… 80
- 鮭の南蛮漬け …………………………… 82
- たこのトマト煮 ………………………… 86
- 玉ねぎとセロリときのこたっぷりのオムレツ … 94
- ゆで卵とアボカドのサラダ …………… 96
- 納豆チゲ ………………………………… 98
- 豆腐のステーキ 野菜のあんかけ …… 100
- ほうれん草の巣ごもり ………………… 112

トマト・トマト缶
- 鶏むね肉のカチャトーラ ……………… 42
- トマトサラダ …………………………… 49
- アクアパッツア ………………………… 80
- たこのトマト煮 ………………………… 86
- トマトと卵の中華炒め ………………… 93

長ねぎ・万能ねぎ
- じゃがいもの豆乳スープ ……………… 45
- わかめスープ …………………………… 46
- ちゃんちゃん焼き ……………………… 48
- ゴーヤチャンプルー …………………… 49
- さっぱり棒棒鶏 ………………………… 57

126

赤身豚ひき肉の和風ハンバーグ ……… 63	たっぷりきのこの豚肉巻き ………… 119	ヨーグルト
牛しゃぶと蒸しなすのサラダ ……… 68	きのことかぶのとろとろ煮 ………… 121	鶏むね肉のタンドリーチキン ……… 54
牛ヒレ肉とほうれん草の辛子あえ … 69	エリンギ	いかとカリフラワーのサラダ ……… 87
さばのホイル焼き …………………… 76	レバーといんげんのガーリック炒め … 70	ゆで卵とアボカドのサラダ ………… 96
つみれ汁 ……………………………… 78	さばのホイル焼き …………………… 76	春菊とくるみのサラダ ……………… 110
なめろう ……………………………… 79	きのこのあんかけ豆乳茶碗蒸し …… 92	ギリシャヨーグルトと
かきとじゃがいものグラタン ……… 84	きのこのバルサミコマリネ ………… 117	グレープフルーツのスムージー … 123
ほたての中華蒸し …………………… 87	たっぷりきのこの豚肉巻き ………… 119	**豆類・大豆加工品**
ふわっふわのしらすだし巻き卵 …… 90	きくらげ	油揚げ
トマトと卵の中華炒め ……………… 93	チャプチェ …………………………… 46	油揚げと卵の煮もの ………………… 97
油揚げの納豆ピザ …………………… 101	しいたけ	油揚げの納豆ピザ …………………… 101
肉豆腐 ………………………………… 102	きのこのあんかけ豆乳茶碗蒸し …… 92	豆乳
豆腐のじゃこサラダ ………………… 103	豆腐のステーキ 野菜のあんかけ … 100	じゃがいもの豆乳スープ …………… 45
ばくだん ……………………………… 104	きのこと牛肉のしぐれ煮 …………… 120	かきとじゃがいものグラタン ……… 84
春菊とくるみのサラダ ……………… 110	しめじ	きのこのあんかけ豆乳茶碗蒸し …… 92
小松菜とじゃこのナムル …………… 114	ほうれん草ときのこのスペインオムレツ	豆腐
ブロッコリーのねぎソース ………… 115	……………………………………… 45	ゴーヤチャンプルー ………………… 49
春菊のとろとろスープ ……………… 115	チャプチェ …………………………… 46	レバーペースト ……………………… 72
たっぷりきのこの豚肉巻き ………… 119	小松菜としめじのおすまし ………… 48	納豆チゲ ……………………………… 98
もみのりととろろのお吸い物 ……… 121	きのこのあんかけ豆乳茶碗蒸し …… 92	豆腐のステーキ 野菜のあんかけ … 100
なす	玉ねぎとセロリときのこ	肉豆腐 ………………………………… 102
鶏むね肉のカチャトーラ …………… 42	たっぷりのオムレツ ……………… 94	豆腐のじゃこサラダ ………………… 103
牛しゃぶと蒸しなすのサラダ ……… 68	きのこのバルサミコマリネ ………… 117	納豆
煮卵と野菜の揚げ浸し ……………… 95	きのことかぶのとろとろ煮 ………… 121	納豆チゲ ……………………………… 98
にら	まいたけ	油揚げの納豆ピザ …………………… 101
納豆チゲ ……………………………… 98	きのこと牛肉のしぐれ煮 …………… 120	ばくだん ……………………………… 104
にんじん	**いも類**	山いも納豆 …………………………… 105
チャプチェ …………………………… 46	じゃがいも	ミックスビーンズ
ちゃんちゃん焼き …………………… 48	じゃがいもの豆乳スープ …………… 45	ミックスビーンズのサラダ ………… 42
鶏むね肉のタンドリーチキン ……… 54	かきとじゃがいものグラタン ……… 84	**果実類・果実加工品**
スチームロールチキン ……………… 56	山いも	アボカド
さばのホイル焼き …………………… 76	山いも納豆 …………………………… 105	ゆで卵とアボカドのサラダ ………… 96
つみれ汁 ……………………………… 78	**卵**	オリーブ
鮭の南蛮漬け ………………………… 82	ほうれん草ときのこのスペインオムレツ	アクアパッツア ……………………… 80
豆腐のステーキ 野菜のあんかけ … 100	……………………………………… 45	グレープフルーツ
にんじんとグレープフルーツのラペ … 111	ゴーヤチャンプルー ………………… 49	にんじんとグレープフルーツのラペ … 111
パプリカ・ピーマン	かきとじゃがいものグラタン ……… 84	ギリシャヨーグルトと
鶏むね肉のカチャトーラ …………… 42	ふわっふわのしらすだし巻き卵 …… 90	グレープフルーツのスムージー … 123
黒酢の酢豚 …………………………… 62	きのこのあんかけ豆乳茶碗蒸し …… 92	プルーン
鮭の南蛮漬け ………………………… 82	トマトと卵の中華炒め ……………… 93	レバーのバルサミコ煮 ……………… 73
煮卵と野菜の揚げ浸し ……………… 95	玉ねぎとセロリときのこ	レモン
ブロッコリー	たっぷりのオムレツ ……………… 94	さばのホイル焼き …………………… 76
ブロッコリーのねぎソース ………… 115	煮卵と野菜の揚げ浸し ……………… 95	アクアパッツア ……………………… 80
ベビーリーフ	ゆで卵とアボカドのサラダ ………… 96	**種実類**
豚しゃぶサラダ ……………………… 65	うずらとにんにくの味玉 …………… 97	レバーペースト ……………………… 72
レバーのバルサミコ煮 ……………… 73	油揚げと卵の煮もの ………………… 97	春菊とくるみのサラダ ……………… 110
ぶりのバルサミコステーキ ………… 83	納豆チゲ ……………………………… 98	ナッツのはちみつ漬け ……………… 123
海藻とツナのサラダ ………………… 116	ばくだん ……………………………… 104	**漬け物類**
ほうれん草	ほうれん草の巣ごもり ……………… 112	梅干し
ほうれん草ときのこのスペインオムレツ	春菊のとろとろスープ ……………… 115	山いも納豆 …………………………… 105
……………………………………… 45	**しらたき**	もみのりととろろのお吸い物 ……… 121
牛ヒレ肉とほうれん草の辛子あえ … 69	チャプチェ …………………………… 46	キムチ
ほうれん草の巣ごもり ……………… 112	赤身豚ひき肉の和風ハンバーグ …… 63	納豆チゲ ……………………………… 98
みょうが	**乳製品**	たくあん
なめろう ……………………………… 79	チーズ	ばくだん ……………………………… 104
鮭の南蛮漬け ………………………… 82	油揚げの納豆ピザ …………………… 101	
もやし	アスパラのオーブン焼き …………… 108	
納豆チゲ ……………………………… 98		
豆腐のじゃこサラダ ………………… 103		
きのこ類		
えのきたけ		
赤身豚ひき肉の和風ハンバーグ …… 63		

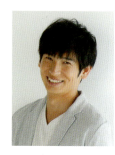

著者 森 拓郎（もりたくろう）

大手フィットネスクラブを経て、2009年、自身のパーソナルトレーニングスタジオ『rinato』（加圧トレーニング＆ピラティス）を東京・恵比寿にオープン。ボディメイクやダイエットを指導している。トレーニング至上主義であるフィットネス業界に疑問を感じ、運動の枠だけにとらわれない幅広い角度からのアプローチに定評があり、ファッションモデルや女優など著名人の支持を集め、多くのメディアでも注目されている。

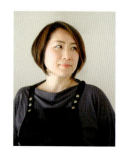

料理 上島亜紀（かみしまあき）

料理家・フードコーディネーター＆スタイリストとして女性誌を中心に活動。企業のレシピ監修、提案も行う。パン講師、食育アドバイザー、ジュニア・アスリートフードマイスター取得。簡単に作れる日々の家庭料理を大切にしながら、主宰する料理教室「A's Table」では、楽しくて美しいおもてなし料理を提案。著書に『野菜たっぷりスープの本』（朝日新聞出版）、『一度にたくさん作るから おいしい煮込み料理』（成美堂出版）ほか多数。

骨も筋肉も衰えない 40歳からのやせるレシピ

2016年5月20日　第1刷発行
2016年6月20日　第2刷発行

著者	森 拓郎
発行者	中村 誠
印刷所	株式会社光邦
製本所	株式会社光邦
発行所	株式会社 日本文芸社 〒101-8407 東京都千代田区神田神保町1-7 TEL 03-3294-8931（営業） 03-3294-8920（編集）

Printed in Japan　112160420-112160601 Ⓝ 02
ISBN978-4-537-21381-2
URL http://www.nihonbungeisha.co.jp/
© Takuro Mori　2016
編集担当 吉村

staff

- 撮影　松島均
- スタイリング　坂上嘉代
- デザイン　矢﨑進　根岸良介(yahhos)
- 栄養価計算　角島理美
- 文　圓岡志麻
- 編集・構成　丸山みき(SORA企画)
- 編集アシスタント　岩本明子
  谷口由美子(SORA企画)

乱丁・落丁本などの不良品がありましたら、小社製作部宛にお送りください。送料小社負担にておとりかえいたします。

法律で認められた場合を除いて、本書からの複写・転載（電子化を含む）は禁じられています。また、代行業者等の第三者による電子データ化および電子書籍化は、いかなる場合も認められていません。